건강하고 즐거운 삶을 위한

정형외과 운동법

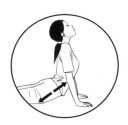

건강하고 즐거운 삶을 위한
정형외과 운동법

은상수 지음

북레시피

사랑하는 영은, 아들 서준이에게 이 책을 보여주고 싶습니다.
언제나 저를 응원해주시는 존경하는 부모님, 제가 좋아하는 장모님,
그리고 이 책의 시작이 되어주신 장인어른께 감사드립니다.

제대로 된 운동이
병을 치료하고 예방한다

아프지 않고 건강하게 오래 사는 것, 돈·명예도 좋지만 인생에 이것만큼 중요한 게 있을까요? '긴 병에 효자 없다'라는 말이 야속하게 들리기도 하지만 그만큼 자기 몸은 자기가 챙겨야 한다는 것을 일깨우는 얘기 같습니다. 병이라는 것은 소리 없이 다가와 삶의 많은 부분을 망칩니다. 나 하나 아픈 것은 괜찮은데 주위 가족들도 같이 아프고 힘들게 만들죠. 척추·관절 병은 환자의 생활 습관 때문에 생기는 병으로 대부분 본인이 만드는 것입니다. 이는 자기 관리와 제대로 된 운동으로 많은 부분을 고칠 수 있습니다.

저는 척추·관절을 진료하고 수술하는 정형외과 의사입니다. 하나의 전공을 열심히 하는 선생님들보다 심도가 낮을 수 있지만 그 깊고 폭넓은 진료의 범위를 따라잡기 위해 항상 공부하고 있습니다. '목·어깨', '허리·고관절·무릎'에 통증이 있을 땐 환자도 통증의 양상을 정확히 표현 못하고 의사도 병의 부위가 어딘지 정확히 알기 어렵습니다. 전공분야가 아닌 부위에 걸쳐 있는 병이 의심되어 다른 의사에게 진료를 의뢰하는 상황에서 저의 진가가 발휘됩니다. 목 디스크와 어깨 질환이 같이 있는 경우도 있고 허리 디스크와 고관절, 무릎 질환이 같이 있는 경우도 있습니다. 이를 잘 보고 치료의 우선순위를 교통정리 해줄 수 있다는 점이 제가 가진 장점입니다.

『건강하고 즐거운 삶을 위한 정형외과 운동법』은 흔한 정형외과 질환을 예방하거나 치료하는 데 도움이 되는 가장 효과적인 운동법을 기술했습니다. 이미 수많은 책과 인터넷에 스트레칭법과 운동법이 나와 있지만 그 가운데 정말로 효과가 있는 운동법은 많지 않습니다. 실제로 해보지도 않고 또 할 수도 없는 여러 운동법을 나열해놓은 것이 아닌, 제가 직접 실생활에서 실행하고 있고 환자들에게서도 효과를 본 운동법만을 소개했습니다.

책의 목차는 목부터 발끝까지 위에서 아래로 신체 부위별 아픈 부위가 있을 때 쉽게 찾아볼 수 있도록 만들었습니다. 『건강하고 즐거운 삶을 위한 정형외과 운동법』이 집집마다 한 권씩 비치되어 있어 정형외과 주치의 역할을 하면 좋겠습니다. 관절, 근육통이 있는 어르신, 동료들에게 선물하기 좋은 책이 될 수 있도록 노력했습니다. 많은 분들이 건강하고 즐거운 삶을 사는 데 이 책이 도움이 되었으면 합니다.

이 책에는 운동법 외에도 관절의 모양, 질병에 대한 설명, 병원 치료법에 대한 내용이 담겨 있습니다. 그동안 써온 의학 논문이나 잡지 칼럼 그리고 신문 기사에 실렸던 내용들도 간간이 정리해두었습니다. 정형외과 질환을 폭넓게 이해하는 데 도움이 되리라 생각합니다.

미국 병원으로 연수 갔을 때 인상 깊었던 것은 대부분의 환자들이 어느 정도의 의학 용어를 알고 있다는 점이었습니다. 예를 들면 이두박근biceps, 대퇴사두근quadriceps 같은 근육 명칭을 정확히 기술하고 회전근개파열rotator cuff tear 같은 병명에 대해서도 알고 있었습니다. 우리나라 근육 명칭은 한자와 한글을 동시에 사용하여 이름이 생소하고 어려워서 일상생활에 쓰이지 않고 있습니다. 환자분들도 공부를 하고 병원에 오시면 더 좋은 진료를 받을 수 있습니다. 더 이상 "의사 선생님이 다 알아서 해주세요. 저는 말해줘도 모릅니다."라든가 "옛날에 수술을 받았는데 뭘 했는지는 모르겠어." 하시면 안 됩니다. 환자분이 많이 알수록 여러 치료법 중 본인한테 가장 적합한 치료법도 고를 수 있고 올바른 재활 운동, 생활 습관을 실천하게 되어 치료 결과가 더 좋아집니다.

이 책의 내용과 의학 용어는 가급적 쉽게 적었습니다. 그리고 연세가 많은 분들을 위해 글씨도 약간 크게 만들었습니다. 독자들이 보기 편하도록 글을 줄이고 그림 위주로 구성했습니다. 때로 그림이 동영상이나 사진보다 신체 부위, 움직이는 세밀한 운동법을 표현하기에 제일 적합하기 때문입니다.

정형외과 질환은 나이가 들면서 오는 퇴행성이 대부분이며 이를 100% 막을 수 있는 방법은 없습니다. 하지만 제대로 된 운동을 하면 병을 예방할 수도, 고칠 수도 있습니다. 제 진료 시간의 대부분은 환자분들께 운동법을 교육하는 데 씁니다. 이 운동만 제대로 해도 약·주사·수술을 피할 수 있는데 여러 가지 여건으로 운동을 못해 병이 악화되는 환자를 보면 안타깝습니다.

병이 생기지 않도록 예방적 운동을 하고, 수술을 하고 나서도 재활 운동을 해야 합니다. 정형외과와 운동법은 뗄래야 뗄 수 없는 관계입니다. 이제 의학의 패러다임은 '치료에서 예방으로' 바뀌고 있습니다. 『건강하고 즐거운 삶을 위한 정형외과 운동법』이 독자분들께 책값 이상의 가치를 안겨드리게 되길 바라며, 많은 분들이 건강한 척추·관절을 유지하면서 아프지 않고 즐겁게 오래 사셨으면 좋겠습니다.

정형외과 전문의 은상수

차례

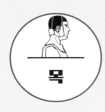
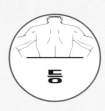
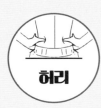

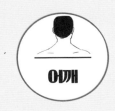
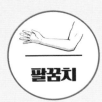
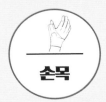

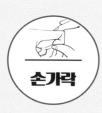

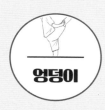

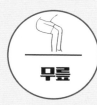

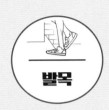

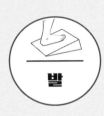

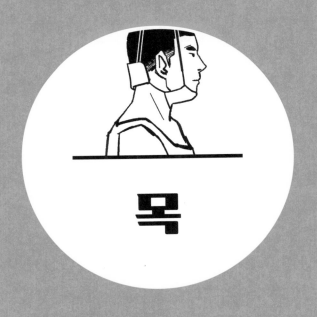

목

1. 목 디스크

목 디스크는 전 국민이 한 번씩은 들어봤을 정도로 잘 알려진 질환입니다. 목 디스크는 목뼈 사이에서 움직임을 주는 섬유연골 조직입니다. 뼈와 뼈 사이에서 움직임도 만들어주고 충격흡수도 해줍니다. 목 디스크라 부르는 병은 목 디스크의 겉면이 찢어지면서 디스크가 튀어나와 신경을 누르게 되는 병을 말합니다. 목 디스크의 원인은 잘못된 자세, 나이가 들면서 디스크가 약해지는 퇴행성 변화, 선천적으로 디스크가 약한 경우 등이 있습니다. 디스크가 어떤 모양으로 튀어나와 신경을 누르는지는 '허리 디스크 진단' 장의 첫 페이지에 그림이 있습니다.

목 디스크의 주된 증상은 ▲손으로 전기 내려오는 것 같은 저림 ▲내 살 같지 않은 무딤 ▲손의 힘이 약해짐 등이 있습니다. 심한 경우에는 어깨를 들지 못하거나 팔꿈치를 구부리지 못하게 마비가 진행될 수 있습니다. 이밖에도 ▲날개뼈 통증 ▲목통증 ▲두통 같은 증상이 나타나기도 합니다. 몇몇 환자 중에는 디스크가 심하게 신경을 눌러 밤에 잠도 못 자고 손을 머리에 얹은 채 진료실을 방문하기도 합니다.

통증이 심하다면 병원에서 MRI나 CT를 찍어 진단하고, 통증을 줄이기 위해 약물 치료나 신경주사 등으로 치료합니다. 하지만 급성기 통증이 지나갔거나 통증이 가끔 느껴진다면 자가 진단 및 견인 치료 등으로 관리할 수 있습니다.

목 디스크 자가 진단법

목을 위에서 옆 방향으로 누를 때, 전기 흐르는 느낌이 팔로 내려간다면 목 디스크일 가능성이 높습니다. 근육통은 근육을 누르면 통증이 있는데, 목 디스크는 근육을 눌러도 아프지 않고 근육 깊은 곳에 기분 나쁜 통증이 나타납니다. 전기 흐르듯이 저리다, 아리다, 아프다 등으로 표현합니다. 목 디스크는 어깨질환과도 감별이 필요합니다. 어깨를 돌리거나 움직일 때 통증이 있으면 목 디스크가 아닌 어깨에 문제가 있는 것입니다. 자세한 감별법은 이 장 뒤에서 알려드리겠습니다.

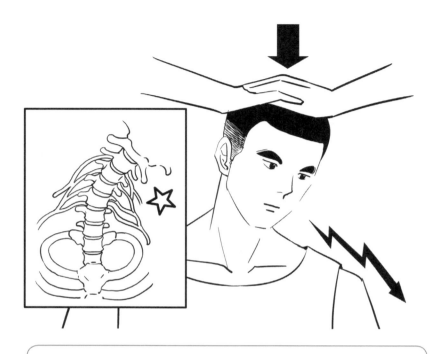

목 디스크 자가 진단법
머리를 누르면서 옆으로 고개를 꺾을 때 팔로 저림 증상이 내려가면 목 디스크일 가능성이 높다. 왼쪽 작은 박스 안의 그림처럼 신경이 눌리게 되면서 나타나는 증상이다.

목 견인치료기

목 견인치료기는 인터넷이나 의료기기 매장 등에서 쉽게 구입할 수 있습니다. 목 견인치료기를 방문 등에 설치한 후 목을 당겨주면 목, 어깨, 팔 저림을 완화하는 데 도움이 됩니다. 머리 무게로 목 디스크

에 압력이 높아지고 불룩해지면서 신경을 누르게 됩니다. 목 견인치
료기로 목을 당겨주면 이런 통증이 호전될 수 있습니다.

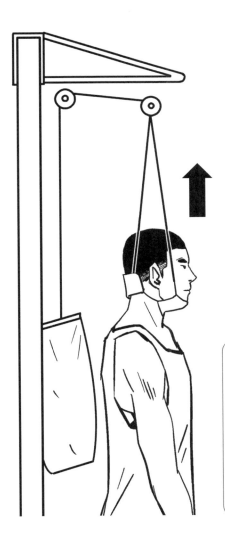

목 견인치료기
주머니에 물을 담고 그 무게를
이용하여 목을 당겨준다. 집에서
한다면 방문에 설치할 수 있는
제품이 있고, 병원 등에서는 간
단히 착용하면서 목을 늘려주는
견인기도 있다.

목 근력 강화 운동

견인 치료를 했다면 디스크에 압력이 덜 가는 상태를 유지하기 위해 목 뒤쪽 근육을 키우는 것도 중요합니다. 앞/뒤/좌/우로 머리를 움직일 때 한 손을 머리에 대고 버텨주면 목 근육이 단련됩니다. 머리가 미는 힘에 맞춰 반대방향으로 손으로 밀면 목 근육이 발달됩니다. 목 운동법은 책 뒤쪽의 '목 근육 통증에 좋은 운동법' 장을 참조하세요.

목 디스크와 어깨 근육 파열 감별

목 디스크가 신경을 심하게 누르면 팔을 어깨 위로 들어올리지 못하게 되는 마비가 발생할 수 있습니다. 어깨 근육이 끊어져도 팔을 들어올리지 못하여 목 디스크와 감별이 필요합니다. 목이나 어깨 MRI를 찍어보면 손쉽게 병을 진단할 수 있지만 비싼 MRI를 목, 어깨 두 번이나 찍기 부담스럽습니다. 환자의 증상 및 외래 검사로 어느 정도 예상이 가능합니다.

목 디스크로 인한 마비는 팔 저림이 동반되고 어깨에 힘이 안 들어가서 팔을 올리는 동작이 아예 시작조차 안 되는 경우가 많습니다. 어깨 근육 파열인 경우에는 어깨를 움직일 때 통증이 동반됩니다. 특징적으로, 다른 사람의 도움으로 팔을 어깨 높이 정도로 올리면 혼자서 머리끝까지 팔을 들어올릴 수 있습니다. 또, 머리 위로 팔을 올려준 상태에서 팔을 내릴 때 어깨 높이까지는 버티다가 어깨 높이 아래에서는 갑작스레 팔이 떨어지게 됩니다.

목 디스크의 병원 치료

1) 약물 치료

팔 저림과 통증은 목 디스크가 터지면서 신경을 눌러 발생합니다. 물리적 신경 눌림 외에도 디스크 주변에 염증이 생기고 신경을 자극해서 통증이 발생합니다. 진통소염제는 이 염증을 가라앉혀주어 통증을 줄여줍니다. 진통소염제 외에도 병원에서 처방할 수 있는 신경 저림 완화제가 있습니다.

2) 도수치료

앞에서는 견인치료기를 집에서 이용하는 방법을 설명했습니다. 환자가 누운 상태에서 물리치료사가 근육 긴장을 풀게 하며 목을 지그시 당겨주는 견인 치료, 근육을 풀어주는 마사지, 근력 강화 운동을 같이 하는 것이 도수치료입니다. 정형외과의 모든 질환은 약물, 주사, 수술 등의 치료를 하면서 시작과 중간, 끝까지 운동, 재활 치료가 병행되어야 합니다. 근본적으로 좋아지는 치료는 본인이 재활 운동을 잘 하면서 척추, 관절을 잘 관리하는 것이 중요합니다.

3) 주사 치료

디스크가 터진 부위의 염증을 빨리 효과적으로 줄여줄 수 있는 방법이 신경 주사 치료입니다. 엑스레이나 CT를 통해 안전하고 정확하게 신경 옆에 주사를 놓는 게 중요합니다. 주사액은 스테로이드 성분으로 디스크 주변 염증을 효과적으로 줄여줍니다. 하지만 이를 너무 자주 맞게 되면 전신 부작용이 있을 수 있으므로 1년에 4회 이상은 맞지 않는 것이 좋습니다.

목 디스크가 터져서 신경을 누르게 되면 저림이 발생하는데 이 터져 나온 디스크도 시간이 지나면서 어느 정도 흡수가 됩니다. 이를 3개월 정도 기다려볼 수 있습니다. 하지만 처음에 터져 나온 디스크 양이 많다면 흡수가 되도 결국에는 남아서 신경을 누르는 디스크가 생깁니다. 먹는 약과 주사는 이 3개월을 통증이 적은 상태에서 보낼 수 있게 도와줍니다. 3개월이 지난 후에도 생활하는 데 지장을 받는다면 시술이나 수술 등의 치료가 필요합니다.

4) 시술

신경성형술, 고주파 수핵감압술 등의 치료가 있는데 주사보다는 효과가 좋고 수술보다는 효과가 떨어지는 치료라 생각하면 됩니다. 부분 마취, 당일 퇴원이 가능한 것이 장점입니다.

5) 수술

위 방법들을 다 시도하였음에도 통증이 심하거나, 현재 하는 일에 방해가 된다면 수술적 치료를 고려해봅니다. 수술을 안 할 수 있다면 좋지만 삶의 질이 떨어진 상태로 지내는 것보다 깔끔하게 병을 고치는 것이 좋습니다. 목 수술법도 내시경 디스크 제거술, 뒤쪽 구멍 감압술, 앞쪽 구멍 감압술, 앞쪽 유합술, 인공디스크 등 여러 수술 방법이 있어서 전문의와 상담 후 가장 좋은 방법을 선택하여 치료해야 합니다. 위 수술에 대한 더 자세한 내용은 네이버에서 은상수를 검색하거나 인터넷 블로그 www.dr-eun.com에 접속하여 '목 디스크 수술' 글을 참조하세요.

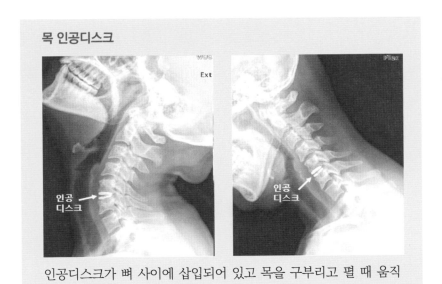

목 인공디스크

인공디스크가 뼈 사이에 삽입되어 있고 목을 구부리고 펼 때 움직임이 잘 유지되고 있다.

목 디스크 치료를 위한 CT를 이용한 신경 주사

(*Journal of Korean Neurosurgical Society* 2010년 발표)

극심통을 호소하는 25명의 목 디스크 환자에게 CT를 이용하여 신경 차단술을 시행하였다. 2명은 두 번 주사를 맞아야 했고 나머지 23명은 한 번의 주사만 시행했다. 별다른 합병증은 없었고 11개월간 관찰하였다. 18명(72%)은 증상이 많이 호전되었고 7명(28%)은 증상 호전이 없었다. 이중 5명은 목 수술을 시행하였다. CT를 이용한 신경 주사는 수술을 피할 수 있는 효과적인 치료법이다.

CT를 이용하면 혈관을 피해서 안전하게 주사를 전진시킬 수 있다. 또한 주삿바늘을 정확히 신경관에 위치시켜서 주사가 제대로 들어가는지 확인할 수 있어 치료 효과가 좋다.

CT를 이용한 목 신경 주사

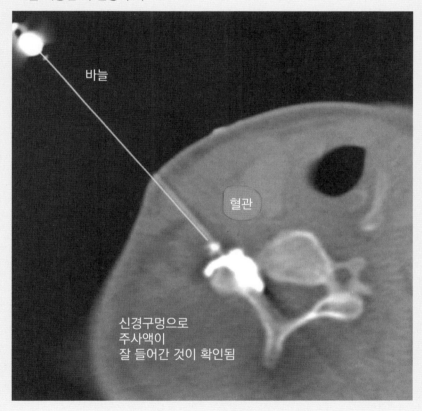

바늘

혈관

신경구멍으로
주사액이
잘 들어간 것이 확인됨

목 디스크에서 O-arm 내비게이션을 이용한 앞쪽 구멍 감압술
(*European Spine Journal* 2011년 발표)

목 디스크 환자 8명에게 O-arm 내비게이션을 이용한 앞쪽 구멍 감압술을 시행했다. 모든 환자에게서 성공적으로 신경공의 디스크 제거가 가능했다. O-arm 내비게이션을 이용하면 더 안전하고 확실하게 앞쪽 구멍술을 시행할 수 있다.

앞쪽 구멍 감압술

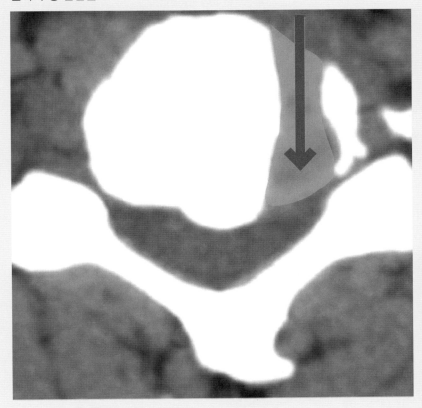

목뼈 앞쪽으로 구멍을 통해 디스크를 제거한 CT 사진

2. 일자목, 거북목

목이 아파서 병원에 가면 일자목, 거북목이라는 이야기를 들을 수 있습니다. 목 근육이 긴장해서 정상적인 C 자 모양의 곡선이 없어지고 엑스레이상 목뼈의 모양이 일자가 되면 '일자목'이라 진단합니다. 일자보다 심해져서 앞으로 구부러지면 거북목이 됩니다.

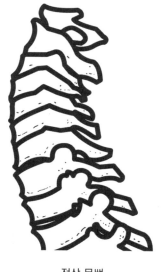 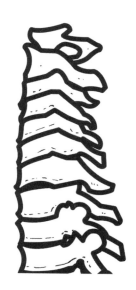

정상 목뼈   일자목/거북목

정상적으로는 C 자 모양의 곡선을 가지는데 일자목은 곡선이 없어진다.

거북목은 굳이 엑스레이를 찍지 않고도 목의 모양, 자세를 보고 알 수 있습니다. 잘못된 자세로 디스크에 무리가 가게 되고 목 통증을 유발할 수 있기 때문에 목이 불편하다면 스트레칭, 도수치료 등을 하는 편이 좋습니다.

일자목, 거북목은 병이 아니다?

이 물음에 대한 답을 주는 흥미로운 논문이 나와 소개하고자 합니다. 2018년 1월, 유럽 척추 논문European Spine Journal에 발표된 연구를 인용하자면, 과연 목의 커브가 없어지는 것이 비정상, 병적인 상태인 것인가에 대한 답을 볼 수 있습니다.

Roussouly의 연구에 의하면 목 통증 증상이 없는 환자군 중 28%만이 정상 곡선을 가지고 있었고 45%가 일자목, 21%가 거북목이었습니다. Hey의 연구에서도 목 통증이 없는 환자 중 27%만이 목의 정상 곡선을 유지하고 있었습니다.

길가는 사람의 목 엑스레이를 찍었을 때 약 1/3만 정상적인 커브를 보인다는 겁니다. 나머지 2/3는 일자목, 거북목이어도 통증 없이 잘 지내서 치료가 필요하지 않은 사람이라는 뜻도 되죠.

이 논문에서는 목 통증이 없는 환자들의 목 곡선이 꼭 정상적인 C 모양을 가질 필요가 없으며, 목 엑스레이를 볼 때 목 곡선을 정상 기준으로 삼지 말아야 한다 했습니다.

제 개인적인 생각은 '통증이 없는 일자목·거북목은 치료를 받지 않아도 된다'이며 환자분들이 너무 심각한 병으로 받아들이지 않았으면 합니다.

3. 목 근육 통증

요즘 많은 사람이 목뒤 근육과 승모근 뭉침 및 통증을 호소합니다. 업무 스트레스로 인한 근육 긴장, 장시간 앉아서 컴퓨터 작업을 하다 보면 목뒤 근육에 본인도 모르게 힘이 들어가고 이는 통증으로 이어집니다. 따라서 지속적으로 스트레칭을 하고 의도적으로 긴장을 풀도록 몸에 힘을 빼야 합니다. 하지만 일을 하다 보면 이마저도 쉽지 않은 것이 현실입니다.

아침에 자고 일어났더니 목 근육 통증으로 인해 목을 돌리지 못할 만큼 굳은 경험이 다들 한 번쯤은 있을 겁니다. 목 근육 통증이 있을 경우 근이완제나 소염제 등의 약을 먹는 게 도움이 될 수 있습니다. 마사지도 도움이 될 수 있지만 다른 사람이 내 목 통증이 어느 정도인지 모르는 상태에서 심하게 꺾으면 통증이 더 심해질 수 있으므로 주의를 요합니다. 근육통은 따뜻하게 해주는 편이 좋은데 핫팩 등으로 온찜질을 해주거나 뜨거운 물로 목욕을 하는 것이 통증 완화에 도움이 됩니다.

위의 치료로도 통증이 사라지지 않는다면 병원에서 주사를 맞을 수 있습니다. 근육이 뭉쳐 있는 부위에 주사를 놓아 근육 뭉침을 풀어줄 수 있습니다. 이를 TPI 주사라 부르며 근육 손상까지 의심되는 상황이면 프롤로prolo 주사도 놓을 수 있습니다. 그 외에 병원에서 도수, 견인 치료를 받는 것도 도움이 됩니다.

위처럼 심하지 않은 목 근육 통증이나 통증이 좋아지는 상태, 만성 목 통증을 예방하기 위해서는 스트레칭을 해주는 것이 중요합니다. 바쁘고 여유가 없겠지만 지금 잠깐 시간을 내서 스트레칭을 해보는 것은 어떨까요?

옆으로 돌리기 스트레칭

한 손을 머리 위로 올리고 목 근육이 늘어나도록 머리를 눌러줍니다. 이때 나머지 손은 턱을 받치면서 잡고 목을 돌려주면 더 효과적으로 스트레칭을 할 수 있습니다. 양손을 사용해 지그시 근육을 늘려줍니다. 충분히 스트레칭이 되면 멈추고 반대방향으로도 스트레칭을 해줍니다.

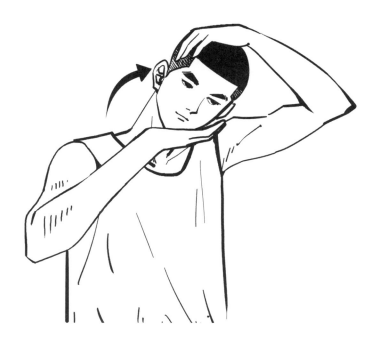

옆으로 돌리기 스트레칭
한 손으로 턱을 잡고 다른 한 손으로 머리를 잡아 지그시 돌려주며 근육
을 늘려준다.

앞으로 숙이기 운동

양손을 정수리 뒤에 올리고 고개를 숙이면서 목뒤 근육을 늘려준다
는 느낌으로 지그시 눌러줍니다. 목뒤에 시원함이 느껴질 때까지 스
트레칭을 해줍니다.

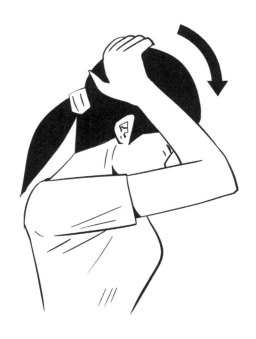

양손 깍지를 끼고 머리 뒤에 댄다. 고개를 숙이면서 지그시 머리를 눌러
준다. 스트레칭시에는 최대한 뒤의 근육을 늘려준다. 근력 강화를 위해서
는 양손으로 머리를 누를 때 고개를 세우는 방향으로 힘을 주며 버틴다.

목 디스크나 목 근육통이 있는 경우에는 목 근육을 단련해야 합니다.
근력을 키우기 위해 고개 숙이는 스트레칭을 할 때 머리를 다시 세우
면서 양손으로 버텨주는 운동방법이 있습니다. 목은 반 정도만 숙이
고 다시 머리를 들려고 할 때 손으로 머리 힘의 반대쪽으로 버텨주거
나 눌러주면 근육 강화 운동이 됩니다.

목 근육 통증과 두통

목 통증이 있을 때 두통이 동반될 수 있습니다. 목 디스크에서 두통이 올 수 있습니다. 목 통증이 있으면 목 근육이 경직되고 머리로 가는 혈관이 눌리면서 두통이 생깁니다. 이때 목뒤의 통증 점을 찾아서 지압을 하면 목 통증과 두통이 좋아질 수 있습니다.

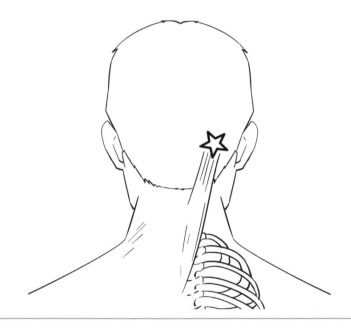

목 근육 통증 부위
머리에 붙는 목 근육에 통증 점(별표)이 생기는 경우가 많다. 엄지손가락으로 시원하게 눌러준다. 목과 어깨를 이어주는 승모근도 많이 뭉치는 부위이다. 승모근도 반대쪽 손을 이용해서 주물러준다.

컴퓨터를 많이 한다든가 책상에 오래 앉아 있을 때 날개뼈 부위 통증이 있는 경우가 많습니다. 양팔의 자세를 아래 그림과 같이 한 후 가슴을 최대한 앞으로 펴주면서 등뒤의 날개뼈를 같이 모아줍니다. 이때 목을 뒤로 젖히면 더 시원합니다.

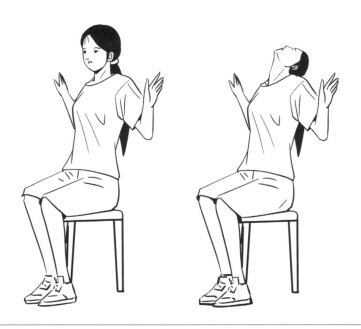

날개뼈 운동

의자에 앉아 양손바닥이 바깥을 향하게 하면서 왼쪽 그림과 같은 팔 자세를 취한다. 양팔과 어깨를 뒤로 젖히면서 날개뼈를 가운데로 모아준다. 우측 그림과 같이 고개를 뒤로 젖혀주면 운동 효과가 더 있다.

병원 치료가 필요한 목 통증

그럼 병원을 가야 하는 목 통증은 어떤 것이 있을까요?

- 목을 조금도 돌릴 수 없는 통증이 하루 이상 지속될 때
  → 병원에서 근육 주사를 맞으면 빨리 회복됩니다.
- 목, 어깨, 팔로 내려오는 전기 흐르는 듯한 찌릿한 통증이 동반된 경우
  → 목 디스크가 의심되는 상태로 정확한 진단 및 치료가 필요합니다.
- 한 달 이상 지속되는 만성 목 통증
  → 목 디스크 변성이 의심됩니다. 목 디스크에 퇴행성 변화가 왔는지 MRI로 확인해야 합니다.

한 시간 일하고 난 후, 또는 생각날 때마다 앞의 목 운동을 하면 통증도 줄고 목 디스크 또한 예방할 수 있습니다. 목 근육이 약해져 머리 무게가 디스크에 무리를 주거나, 뭉친 근육이 목을 틀어지게 하여 한쪽에 많은 부하가 걸리면 목 디스크 병이 생길 수 있습니다. 건강은 누가 챙겨주지 않고 자기가 항상 신경 쓰고 챙겨야 합니다.

4. 척수증, 후종인대 골화증

척수증

척수증은 신경이 목이나 등에서 심하게 눌려 마비 증상이 나타나는 병입니다. 몸이 경직되고, 걸을 때 휘청거리면서 균형을 잡기 어려워 집니다. 척수증을 일으킬 수 있는 병으로는 목에서는 후종인대 골화증, 등에서는 등 디스크나 황색인대 골화증이 있습니다.

척수증 이상증상으로 다리에 힘이 빠지고 걸을 때 휘청거리는 증세가 나타납니다. 대소변에 장애가 올 수도 있습니다. 손의 기능도 떨어져 젓가락질이나 단추 끼우기 등을 할 수 없게 됩니다. 심부건 반사(침대에 걸터앉아 무릎 앞쪽을 칠 때 무릎이 자동적으로 펴지는 현상)도 강하게 나타납니다.

MRI상 신경이 하얗게 변한 부위가 보이는데 이는 신경에 피가 공급되지 못해 신경 손상이 발생한 것입니다. 이러한 소견이 발견되면 빨리 눌린 신경을 풀어주는 수술을 받아야 합니다.

후종인대 골화증

목뼈 뒤의 인대가 두꺼워지고 뼈로 변하게 되면서 신경을 누릅니다. 발생 이유는 잘 모르며 동양인에게 더 많이 발견됩니다. 수술적 제거를 하여 신경 눌림을 풀어줘야 하는데 수술 결과가 일반 디스크보다는 좋지 않습니다.

후종인대 골화증 CT 사진

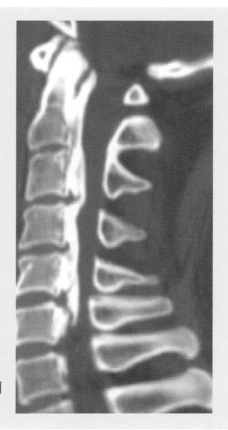

목뼈 뒤의 인대가 뼈로 변해 신경을 누르고 있다.

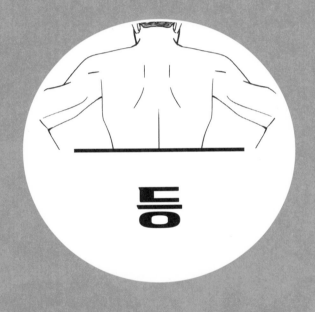

등

1. 황색인대 골화증

등 부위에서 신경 뒤에 있는 황색인대가 두꺼워지고 뼈로 변하면서 신경을 누릅니다. 황색인대 골화증은 동양인에게 많이 발생하며 주로 흉추에 발생합니다. 신경을 앞에서 누르는 디스크와는 달리 인대가 뼈로 변하면서 뒤에서 누르게 됩니다.

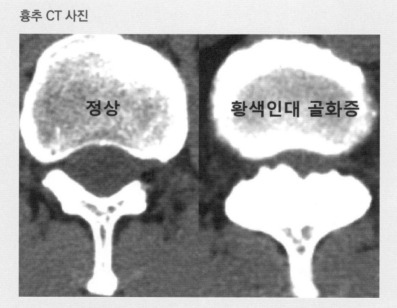

흉추 CT 사진

정상   황색인대 골화증

정상 척추와 황색인대 골화증을 비교한 사진. 신경이 있어야 할 신경관을 뒤에서 뼈가 자라 누르고 있다.

이 병이 발견된 환자분들은 도대체 '이런 병이 왜 나한테 생겼나' 안타까워하는데 특별한 이유는 없고 디스크나 인대가 뼈로 잘 변하는 체질이 있습니다. 증상은 ▲엉덩이 다리 저림 ▲등 통증 ▲배아픔 등으로 다양하게 나타납니다. 신경 눌림 정도가 심하면 대소변 마비, 하지 마비까지 나타날 수 있습니다.

황색인대 골화증의 진단

목의 후종인대 골화증과 달리 신경 뒤에 있어서 수술이 용이하고 안전하며 결과가 좋습니다. 골화증이라는 말은 인대가 뼈로 변한다는 말인데 CT에서 뼈의 모습을 더 정확하게 파악할 수 있습니다. 황색인대 골화증은 등에 주로 발견되는데 일반 병원에서 허리나 목 MRI만 찍고 흉추의 황색인대를 놓치는 경우가 가끔 있습니다. 허리 수술을 하고도 하지 저림이 계속되어 나중에 등 MRI를 찍고 발견되는 경우도 더러 있습니다.

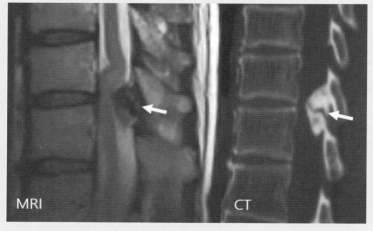

황색인대 골화증 사진

MRI 사진에서 보면 굉장히 큰 황색인대가 신경을 눌러 신경이 앞으로 밀려 있고 CT에서는 골화된 황색인대의 모양이 잘 보인다.

황색인대 골화증의 수술

황색인대 골화증 환자가 다른 병원에서 아래와 같은 이야기를 듣고 놀라서 옵니다.

- 하지 마비 가능성이 높은 위험한 수술이다.
- 수술시 절개를 많이 하고 나사못을 삽입해야 한다.

하지만 실상 황색인대 골화증 수술은 나사못 없이 가능합니다. 수술이 많이 위험하지도 않고 마비 가능성이 그리 크지 않습니다. 피부 절개도 3cm 정도 하고 미세현미경을 보면서 수술하면 안전합니다. 다만 골화증이 심하면 신경막과 유착되어 수술시 척수액이 새어나와 입원기간이 일주일 정도 길어지는 일은 있을 수 있습니다.

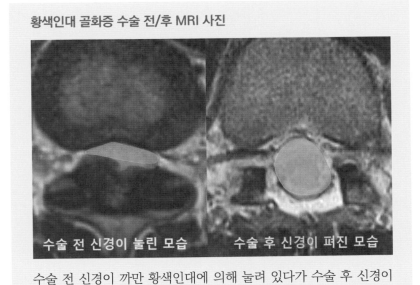

황색인대 골화증 수술 전/후 MRI 사진

수술 전 신경이 눌린 모습　　　수술 후 신경이 펴진 모습

수술 전 신경이 까만 황색인대에 의해 눌려 있다가 수술 후 신경이 동그랗게 펴진 모습이 보인다.

황색인대 골화증

은상수 원장은 중년층에 발생할 수 있는 흉추 황색인대 골화증에 대한 새로운 수술법을 개발하고, 그 효과를 입증한 논문을 SCI급 국제학술저널 *Journal of Neurological Surgery Part A: Central European Neurosurgery* 최근호에 발표했다.

흉추 황색인대 골화증은 척추신경 뒤에 있는 황색인대가 뼈처럼 딱딱해지면서 신경을 누르는 병으로, 엉덩이와 다리가 저리고 다리에 마비가 발생하는 심각한 질환이다. 요추의 신경 눌림과는 다르게 배도 아플 수 있고 증상이 다양하게 나타나는 게 특징이다.

은상수 원장이 개발한 새로운 현미경 수술법은 아래 뼈 부위를 남겨 정상 뼈와 관절을 최대한 보존하면서 신경을 누르는 골화된 황색인대를 동그란 구멍을 내어 제거하는 방법이다.

나사못을 넣어야 하는 수술법보다 상처가 작고 수술이 간단하며, 기존의 단순 감압법과 비교해 불안정성을 줄일 수 있다. 이 논문에 따르면 17명의 환자를 치료하여 2년간 추적 관찰한 결과 불안정성 없이 성공적인 수술 결과를 보였다. 모든 환자에게서 통증이 감소하고 삶의 질이 유의하게 높아진 것으로 나타났다.

은상수 원장은 "여러 병원들이 아직도 수술시 마비 가능성이 있다며 기피하기도 하고 흉추(등)에 병이 있는 줄 모르고 허리만 수술을 하는 경우도 있다. 허리 MRI를 찍을 때 흉추 및 경추까지 추가적으로 확인을 해서 병을 놓치지 않아야 한다."라며 "과거 수술 방법으로 한 마디 흉추 황색인대 골화증 수술을 위해 피부 절개를 10cm 정도 하고 나사못을 4개 넣은 환자를 보았는데, 새로운 수술법은 3cm 미만의 피부 절개로 충분하고 나사못 고정이 필요 없으며 기존의 감압술보다 불안정성을 줄일 수 있다."라고 말했다.

황색인대 골화증의 새로운 수술법

(*Journal of Neurological Surgery-Part A* 2015년 발표)

17명의 황색인대 골화증 환자를 새로운 key-hole 술기를 이용하여 수술하였다. 49개월간 관찰하여 좋은 결과를 확인하였다.

황색인대 골화증 수술 후 3D-CT 사진

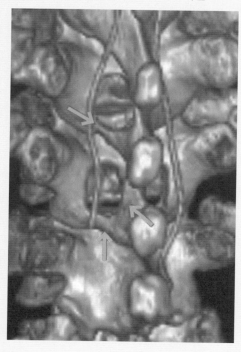

뼈에 동그란 구멍을 뚫어서 황색인대를 제거하였다. 3개의 황색인대를 제거하였고 최대한 정상 뼈와 관절을 보존하였다. (빨간 화살표)

2. 흉추 디스크

등에도 디스크가 튀어나와 신경이 눌릴 수 있습니다. 척추를 부위별로 나누어 목은 경추, 등은 흉추, 허리를 요추라 부릅니다. 허리 디스크처럼 다리가 저릴 수도 있고 배나 등이 아플 수 있습니다. 등 부위디스크도 내시경으로 디스크 제거술이 가능합니다.

흉추 디스크 MRI

흉추 디스크가 신경의 왼쪽으로 튀어나와 있다.

마사지

무더위와 바캉스 후유증 등으로 몸에 피로가 쌓이기 쉬운 시기, 개운한 몸을 위해 마사지를 받는 이들도 많습니다. 하지만 과도한 마사지는 역효과를 불러일으킬 수 있습니다. 근육이 뭉쳤다는 것은 근육이 수축해 단단해지면서 통증이 유발되는 증상을 말합니다. 마사지는 뭉친 근육에 물리적인 힘을 가해 이완시키는 효과가 있습니다. 딱딱한 근육 안에 수축되어 있던 혈관을 확장시켜 혈액순환을 원활하게 하면, 스킨십을 통한 정서적인 안정과 스트레스 해소와 같은 심리적 효과도 있습니다. 일상생활이나 여행에서 자칫 부족한 관절의 스트레칭 효과도 있습니다.

마사지 종류 중 스톤 마사지는 따뜻한 돌을 몸에 올리는데 온열 효과로 물리치료와 같은 통증 감소 효과와 어깨나 무릎, 목의 관절운동 범위 향상 효과를 기대합니다. 아로마 오일은 피부로 흡수되어 신체 접촉으로 인한 마사지 효과와 더불어 몸에 기분 좋은 호르몬을 분비시킵니다. 사람들이 마사지를 받고 싶어하는 가장 큰 이유인 긴장 완화와 정신적 안정감, 즉 힐링 효과를 얻을 수 있습니다. 하지만 자신의 건강상태를 제대로 파악하지 못하고 마사지를 받을 경우 근육과 척추, 인대 등의 부상으로 이어질 수 있습니다. 특히 과도하게 몸을 누르고 꺾거나 허리 위에 올라가는 등의 마사지 동작은 근육 손상은 물론 인대와 척추 등에 무리한 자극을 주어 디스크 등 또 다른 질병을 유발하고 악화시킬 수 있습니다.

'돈 내고 받는 만큼 무조건 세게 받는 게 좋다.', '세게 받을수록 효과가 좋을 것이다.'라고 흔히들 잘못된 생각을 합니다. 본인 몸 상태에 맞게 아프지 않을 정도의 강도로 근육을 풀어주는 것이 좋습니다. 너무 세게 받는 경우 멍이 들거나 근육에 손상이 갈 수도 있습니다. 피부 질환이 있는 사람도 주의해야 합니다. 아토피 증상이 있거나 민감성 피부일 경우 심한 마찰이나 피부에 맞지 않는 아로마 오일이 몸에 닿으면 피부 질환이 더욱 악화될 수 있습니다. 전염성 피부 질환이 있는 경우는 자신이나 다른 사람을 위해서라도 마사지를 받지 않는 것이 좋습니다.

관절 스트레칭을 많이 하는 스포츠 마사지는 갑작스러운 관절의 움직임이 심한 관절통을 유발할 수 있습니다. 오십견이 있거나 무릎 연골에 손상이 있는 사람, 목 또는 허리 디스크 질환이 있는 사람은 되도록 피하는 것이 좋습니다. 마사지사가 발로 밟는 경우도 갈비뼈나 척추 골절 등이 발생할 수 있기에 통증이 심하거나 무리가 된다 싶으면 바로 중단하는 것이 좋습니다. 본인의 몸 상태와 본인이 가지고 있는 질병, 원하는 마사지 강도, 오일의 종류 등을 사전에 충분히 상의하고 마사지를 받는 것이 안전하고 기분 좋은 마사지를 받는 데 중요합니다.

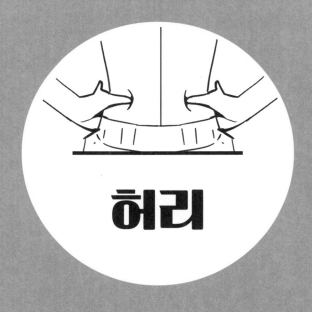

허리

1. 허리 디스크

우리나라 국민 6명 중 1명은 척추 질환을 앓고 있습니다. 척추 질환 중 가장 흔한 질환은 허리 디스크입니다. 허리 디스크 자가 진단법에 대해 알아보겠습니다.

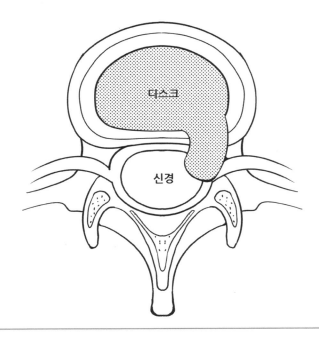

허리 디스크 탈출
디스크 겉면에 균열이 생기면서 안쪽의 디스크가 튀어나오게 되고 신경을 눌러 저림, 마비 증상을 일으킨다.

디스크가 튀어나와 신경을 누르면 허리·엉덩이·허벅지·종아리·발에 저린 증상이 나타나거나, 다리에 힘이 빠지는 증상이 나타납니다. 이 밖에도 무거운 것을 들다가 '뚝' 하며 갑작스럽게 통증이 생기고 다리로 전기 흐르는 듯한 통증이 있다면 허리 디스크를 의심해야 합니다.

허리 디스크 자가 진단

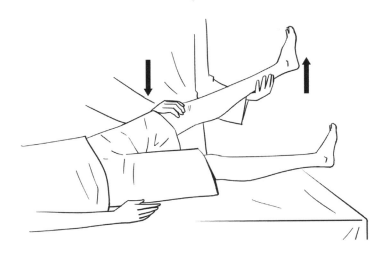

허리 디스크 자가 진단법, 다리 들기
무릎을 편 상태에서 다리를 들어올릴 때 엉덩이와 다리로 저린 느낌이 온다면 디스크일 가능성이 높다.

허리 디스크가 의심된다면 똑바로 누워서 다리를 펴고 위로 들어봅니다. 혼자 들기 어렵다면 다른 사람에게 부탁해서 다리를 올리도록 해봅니다. 이때 허리 통증, 다리 저림이 악화된다면 허리 디스크일 가능성이 높습니다. 만약 다리를 들었는데도 잘 모르겠다면 엄지발가락을 위로 젖혀서 통증이 생기는지 확인해봅니다.

허리 디스크 병원 진단: MRI, CT

허리 디스크가 의심된다면 병원에서 CT나 MRI를 찍습니다. CT는 병원별 10만원대로 가격이 상대적으로 저렴합니다. 디스크, 협착증을 어느 정도 알 수 있으며 디스크가 딱딱하게 뼈로 변했는지 등을 MRI보다 더 잘 볼 수 있습니다. 몸에 안 좋은 방사선을 쬐야 하는 단점이 있습니다.

MRI는 비용이 병원별 30~70만원으로 CT보다 비쌉니다. 가격 차이는 병원 정책에 의한 것도 있지만 보통은 화질이 좋은 새로운 기계가 더 비쌉니다. 화질이 안 좋은 옛날 MRI 기계로 찍으면 병을 정확하게 확인하기가 어렵습니다. 방사선을 쬐지 않아 인체에 무해하다는 장점이 있고, CT보다 디스크 등을 더 정확하게 볼 수 있어 진단 정확률이 높습니다.

허리 디스크 치료를 위한 새로운 MRI 촬영법
(*The Spine* 2018년 발표)

제5요추-제1천추 간 디스크는 접근이 힘들어 내시경 치료가 가장 어려운 부위이다. 이에 대해 시술이 가능한지 미리 알 수 있게끔 새로운 방식으로 MRI와 CT를 촬영하여 12명의 환자를 성공적으로 치료하였다.

새로운 MRI 촬영법

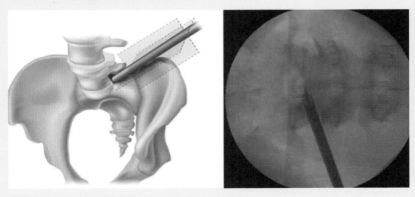

MRI를 허리 내시경 방향을 기준으로 비스듬하게 찍어(좌측 사진)
제5요추-제1천추 디스크를 제거하는 모습(우측 사진)

디스크가 더 나빠지는 것을 방지하기 위해서는 체중을 줄이고, 허리 근육을 키워야 합니다. 체중은 디스크에 압력으로 작용하고 디스크가 터지거나 뒤로 밀려나오게 하는데, 등 근육이 발달된다면 이를 막을 수 있습니다. 또한 충격이 가해지는 상황에서 충격흡수 역할도 하게 되므로 등 근육을 키우는 것이 중요합니다.

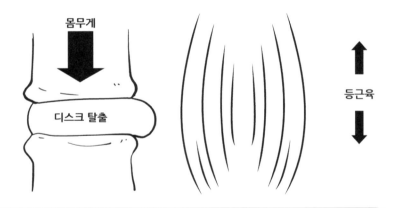

허리 근육 강화 운동이 필요한 이유
몸무게가 많이 나가면 디스크에 무리가 가게 된다. 등 근육이 발달되면 몸무게로 인한 충격을 흡수할 수 있다.

2. 허리 근력 강화 운동법

모든 운동은 단계적으로 해야 합니다. 강도가 약하고 허리에 무리가 되지 않는 쉬운 운동부터 점차 강도를 높여가야 합니다. 작은 자극부터 점진적으로 큰 자극을 주어야 근육이 커집니다. 강도를 늘리는 과정에서 무리가 되면 근육통이나 염좌가 생길 수 있고 운동을 쉬어야 합니다. 그러므로 강, 약의 균형을 맞추면서 점진적으로 운동 강도를 높이는 것이 중요합니다.

허리 근력 운동도 강도가 낮은 1단계부터 강도가 높은 3단계 운동까지 있습니다. 낮은 단계 운동을 충분히 하고 통증이 없다면 다음의 높은 단계 운동을 시작합니다.

1단계 허리 근력 운동

평지 걷기

허리 근력 강화 운동은 단계별로 하는 것이 좋습니다. 우선 1단계로 걷는 운동을 시작합니다. 쿠션이 좋은 운동화를 신고 평지를 하루 최소 30분 이상 걷습니다. 이때 약간 빠른 걸음이 좋습니다. 걷기는 체중 감량에 좋고 허리 디스크가 있거나 수술 후 허리가 안 좋은 사람들이 할 수 있는 가장 쉽고 효과적인 운동입니다. 따로 운동 시간을 내지 않고서, 출퇴근 시간에 구두 신고 가방을 든 채 아스팔트를 걷는 것은 운동 시간으로 계산하지 않도록 합니다.

출퇴근 시간에 걷는 것은 일정 속도로 빨리 걷지 못하고 중간중간 신호등 등에 걸려 쉬었다 걸어야 합니다. 구두는 발 통증으로 제대로 된 빠른 걷기가 힘들고 가방 등을 들었다면 앞뒤로 손을 흔들며 일정 속도로 걷기 역시 힘들어 제대로 된 운동 효과를 보기 어렵습니다. 그러므로 하루 중 시간을 내어 운동화 신고 제대로 걷기 운동을 하는 것이 중요합니다.

2단계 허리 근력 운동

뒷다리 들어올리기

허리 근력 강화 운동 2단계는 '뒷다리 들어올리기'입니다. 허리를 편안한 자세로 하고 한 팔을 똑바로 든 채 반대쪽 다리를 곧게 펴서 들어줍니다. 동작을 완성한 다음 2초 정도 멈춰주면 좋습니다. 허리 근육, 허벅지 뒤에 힘이 느껴지도록 일자로 펴줍니다. 우측 10회, 좌측 10회씩 한 번에 20회 운동하고 이를 총 2세트 반복합니다.

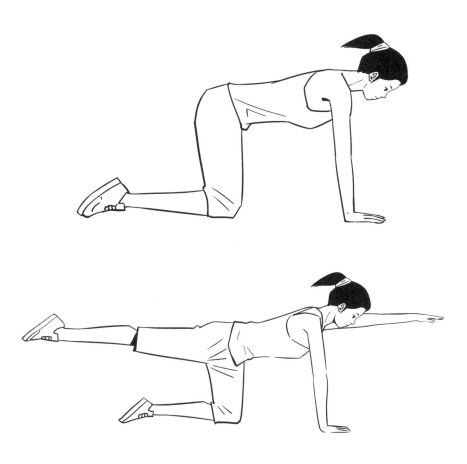

뒷다리 들어올리기
바닥에 매트를 깔고 엎드린다. 위 사진은 왼팔을 펴고 우측 다리를 뻗어
주는 모습이다. 이를 반복한 후 반대쪽 팔, 다리로도 운동을 한다.

바로 누워서 허리 들어올리기

브릿지 운동이라고도 불립니다. 하늘을 보고 바로 누워 팔을 적당히 벌리고 양손을 바닥에 댑니다. 무릎을 아래 그림과 같이 적당히 구부립니다. 이후 엉덩이를 들어올려 3초 정도 버티고 다시 내려옵니다. 이를 10번씩 3세트 반복합니다. 이 운동은 허리를 삐거나 허리디스크로 허리 근육 통증이 있을 때도 할 수 있는 편안한 운동입니다.

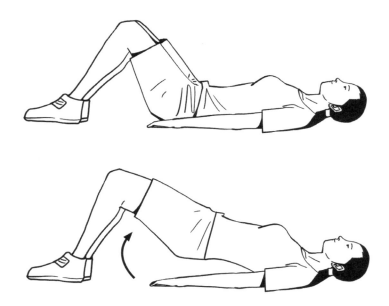

브릿지 운동
하늘을 보고 바로 누운 상태에서 무릎을 구부리고 엉덩이를 들어올린다.
이때 발바닥과 양팔 전체로 버틴다. 몸통, 허리, 골반, 허벅지가 일자가
되도록 하여 3초간 버티고 내려온다.

한 다리로 허리 들어올리기

앞의 허리 들어올리기 운동이 너무 쉽게 느껴진다면 한쪽 다리를 양반다리하듯이 반대쪽 무릎, 허벅지에 올립니다. 한 다리로만 버티면서 마찬가지로 엉덩이를 들어올리는 운동을 해보세요. 허리, 복근, 전신에 많은 자극이 오는 것을 느낄 수 있습니다. '싱글레그브릿지' 운동이라고도 불립니다.

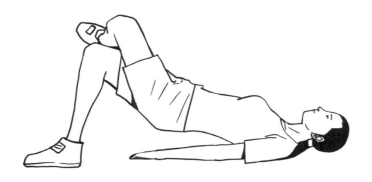

한 다리 브릿지 운동
한쪽 다리를 양반다리하듯이 반대쪽 무릎에 올린다. 바닥에 닿은 한쪽 다리와 양팔로 버티면서 엉덩이를 들어올린다. 허리, 복근으로 3초간 버티고 내려온다.

크런치

허리 근력 운동과 마찬가지로 복근 강화 운동은 몸통을 잡아주는 데 도움이 됩니다. 허리 근력 강화를 위한 복근 운동법으로는 '크런치'가 있습니다. 손가락이 무릎에 닿을 정도로만 몸통을 올립니다. 하루 10회, 2~3세트 시행합니다. 많이 알려진 윗몸일으키기는, 팔꿈치를 무릎까지 닿게 하는 과정에서 오히려 허리에 무리가 가는 경우가 많습니다.

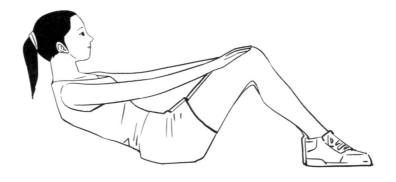

복근운동: 크런치
윗몸일으키기를 할 때보다 머리와 몸이 반 정도만 올라왔다가 내려간다. 손을 펴고 손끝이 무릎에 닿을 때까지만 올린다. 손을 가슴에 'X' 자로 모으고 몸을 반만 올려도 된다.

다리 들기

다리 들기 운동은 바닥에 누운 상태에서 손을 엉덩이에 살짝 넣고 다리를 편 상태에서 천천히 다리를 들어올립니다. 90도 미만의 부담되지 않는 각도까지 올립니다. 다리를 내릴 때는 복근으로 버티면서 천천히 내립니다. 다리를 드는 것도 운동이 되지만 천천히 내리는 것이 복근 강화에 더 도움이 됩니다.

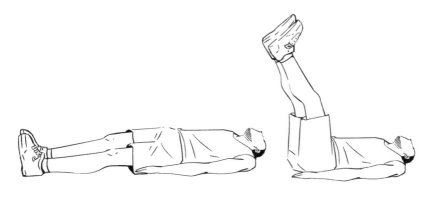

복근운동: 다리 들기
누워서 두 다리를 90도 정도 올리고 버티면서 천천히 내린다.

만약 이 운동을 하다가 허리에 찌르는 듯한 불쾌한 통증이 느껴지면 운동을 멈춥니다. 근육을 더 풀어준 다음 낮은 각도로 시도해봅니다. 따뜻한 물로 샤워하거나 수건, 핫팩 등으로 온찜질을 해주면 통증이 줄어들어 다리 들기 운동이 가능해질 수 있습니다.

2단계 운동을 해도 허리에 통증이 없을 때 3단계 운동을 시작합니다.

데드 리프트

'데드 리프트'는 처음에는 아령 없이 10회 정도 몸풀기를 시도한 후 10kg짜리 역기나 아령 등을 들며 운동합니다. 한 번에 10회씩, 3세트 시행합니다. 처음 시작 자세에서 허리를 펴주어야 하고 마지막에 다 일어설 때 가슴을 펴주고 골반을 앞으로 밀어줍니다. 이 운동은 허리와 허벅지 뒤 근육을 키우는 데 효과적입니다.

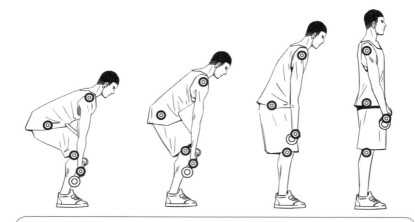

데드 리프트

허리가 구부정하게 구부러지지 않도록 편다. 팔을 무릎 앞으로 붙이면서 일어나는 도중 앞으로 떨어지지 않도록 한다. 다 일어서서 가슴과 어깨를 펴준다. 각 그림의 동그라미로 표시된 관절 위치를 확인해본다.

나중에 익숙해진다면 점차적으로 무게를 늘려가도 좋습니다. 무게를 많이 늘릴 때는 허리 보호대를 착용하면 허리 근육 부상을 예방할 수 있습니다. 너무 무거운 역기를 들 때는 손에 그립을 감을 수 있습니다.

플랭크

허리 근력 운동 3단계의 다른 운동으로는 플랭크가 있습니다. 엉덩이가 올라오지 않고 몸통을 편평하게 해서 버팁니다. 대략 3분이나 노래 한 곡이 끝날 때까지 버텨봅니다.

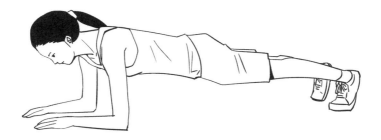

플랭크

엉덩이가 올라오지 않게 하면서 양팔을 굽혀 바닥에 댄다. 팔꿈치, 몸통, 두 발로 버텨야 한다. 처음에는 쉽지만 시간이 지날수록 전신 근력 운동이 됨을 알 수 있다.

3. 허리 디스크의 병원 치료

1) 약물 치료

허리 디스크가 터지면서 신경을 눌러 엉덩이, 다리 저림이 발생합니다. 통증의 다른 원인으로 터진 디스크 주위에 염증이 신경을 자극하고 통증을 유발합니다. 디스크가 터진 초반에 염증으로 인해 통증이 심합니다. 진통소염제는 이 염증을 가라앉혀주어 통증을 줄여줍니다. 진통소염제 외에도 병원에서 처방할 수 있는 신경 저림 완화제가 있습니다.

2) 도수치료

뭉친 허리 근육을 풀어주고 근력 강화 운동 및 자세 교정을 통해 디스크를 치료할 수 있습니다. 앞에 소개한 운동들 외에도 끈과 기구를 이용한 운동 등을 물리치료사와 같이 할 수 있습니다. 대부분 혼자 운동을 잘 하지 않기 때문에 물리치료사와 예약을 잡고 허리 환자에게 적합한 운동을 하는 것이 좋습니다. 자세 교정을 받으면서 하는 도수치료를 받는 게 효과적입니다.

3) 주사 치료

디스크가 터진 부위의 염증을 빨리 효과적으로 줄일 수 있는 방법이 신경 주사 치료입니다. 엑스레이를 보면서 안전하고 정확하게 신경 주변에 주사를 놓습니다. 주사액은 스테로이드 성분으로, 디스크 주변 염증을 효과적으로 줄여줍니다. 하지만 이를 너무 자주 맞게 되면 전신 부작용이 있을 수 있으므로 1년에 4회 이상은 맞지 않는 것이 좋습니다.

허리 디스크가 터져서 신경을 누르게 되면 엉덩이나 다리 저림이 발생합니다. 터진 디스크도 시간이 지나면 어느 정도 자연 흡수가 됩니다. 우리 몸의 대식세포에 의해 터진 디스크의 크기가 줄어듭니다. 이를 3개월 정도 기다려볼 수 있습니다. 하지만 처음에 터진 디스크 양이 많다면 흡수가 되도 결국에는 디스크가 남아서 신경을 누르게 됩니다. 약물이나 주사는 통증을 줄인 상태에서 3개월을 보낼 수 있게 도와줍니다. 3개월이 지난 후에도 생활하는 데 지장이 있다면 시술이나 수술 등의 치료가 필요합니다.

4) 시술

신경성형술, 고주파 수핵감압술 등의 치료법이 있습니다. 주사보다 효과가 좋고 수술보다는 효과가 떨어지는 치료라 생각하면 됩니다. 부분 마취, 당일 퇴원이 가능한 것이 장점입니다. 신경성형술, 유착

박리술은 움직이는 작은 관을 통해 신경과 디스크가 유착된 부위를 박리합니다. 이후 원하는 부위에 주사액을 놓으면 일반 주사보다는 효과를 더 볼 수 있지만 심한 디스크나 협착증에서는 신경 눌림이 여전하여 효과를 못 보는 경우도 많습니다. 풍선확장술은 풍선을 추가한 신경성형술 관을 사용합니다. 풍선을 부풀려서 신경과 디스크 사이의 공간을 더 만들 수 있습니다.

고주파 수핵감압술은 열을 가하면 디스크가 수축되는 효과를 이용합니다. 이 시술 또한 증상이 재발하는 경우가 많습니다.

5) 내시경 디스크 제거술

피부 마취만 하고 0.6cm 피부 절개를 가하여 작은 통을 넣고 비디오 화면을 보면서 터져 나온 디스크만 제거하는 것이 내시경 디스크 제거술입니다. 옆구리, 허리 내시경은 수술과 똑같이 디스크를 제거하여 신경 눌림을 풀어주는 근본적인 치료법입니다. 시술과 마찬가지로 당일 퇴원이 가능합니다. 단순 디스크의 가장 좋은 치료법이라 할 수 있습니다.

허리 내시경이 안 되는 경우는 디스크가 딱딱한 뼈로 변해버린 경우, 협착증이 동반된 경우가 있습니다. 기술이 발달해서 요즘은 허리 협착증도 '두 구멍 내시경' 등으로 치료가 가능합니다.

6) 현미경 디스크 제거술

허리 내시경이 안 되는 경우에 현미경 수술을 합니다. 위 방법들을 다 시도하였음에도 통증이 심하거나, 현재 하는 일에 방해가 된다면 수술적 치료를 고려합니다. 수술을 안 할 수 있다면 좋지만 삶의 질이 떨어진 상태로 지내는 것보다 깔끔하게 병을 고치는 게 좋습니다. 현미경 디스크 제거술은 2~3cm 정도 피부 절개를 한 후 30분 이내에 디스크 제거가 가능하고 협착증도 같이 치료합니다.

내시경 디스크 제거술은 부분 마취를 해서 환자가 통증을 느끼는 단점이 있지만 현미경 수술은 수술 당시에 통증이 없습니다. 전신 마취나 척추 마취를 합니다. 협착증이 동반된 경우, 내시경으로 치료가 어려운 심한 디스크, 마비가 동반된 경우에 현미경 디스크 제거술을 시행합니다. 기술이 발달하여 젊은 환자는 수술 당일 퇴원이 가능할 정도로 결과가 매우 좋고 안전한 수술법입니다.

허리는 수술하지 말라던데요?

비수술적 치료를 충분히 했는데도 불구하고 통증, 마비가 해결되지 않는다면 허리 내시경이나 현미경 수술을 설명합니다. 종종 "허리는 수술하지 말라던데요?"라는 말을 듣습니다. 이에 대해 여러 이유가 있으리라 생각합니다.

- 예전에는 수술 기술이 좋지 못해서 정말로 결과가 안 좋았을 수 있습니다. 예전에는 협착증, 디스크에도 나사못을 넣는 핀 고정술을 많이 했는데 허리를 구부리고 펴는 데 있어 생활에 불편함이 있을 수 있고 세월이 지나면서 인접 마디 디스크가 망가질 수 있습니다.

- 허리 수술을 받고 경과가 좋은 환자들은 상대적으로 말이 적습니다. 수술 결과가 좋지 않은 환자들이 안 좋은 말을 많이 전하기 때문에 그것이 더 인상적으로 들릴 수밖에 없습니다. 그래서 대부분의 사람들이 수술을 더 두려워하게 됩니다.

- 의학의 발전 속도는 생각보다 빠릅니다. 불과 십 년 전에는 없던 수술법들이 개발되었고 몸에 부담이 덜 되는, 정상조직 손상을 최소화하는 수술법들은 결과가 좋습니다.

- 척추 디스크와 체중 간의 관계, 시간이 지나면서 오는 퇴행성 변화도 허리 수술 결과를 안 좋게 하는 원인입니다. 나이가 들면서 진행하는 퇴행성 변화는 허리 수술 후 결과를 더 안 좋게 합니다.

● 허리 수술 후 다리 저림은 좋아졌는데 허리 통증을 호소하는 환자가 있을 수 있습니다. 이는 수술을 받아 허리가 아픈 것보다 망가진 허리 디스크 자체에서 오는 통증일 수 있습니다. 허리 디스크 탈출은 디스크가 이미 망가진 후 터지게 됩니다. 디스크가 신경을 누르고, 심한 다리 저림으로 고생할 때는 허리 통증을 못 느낄 수 있습니다. 수술로 다리 저림이 없어지면 그제야 허리 통증이 있음을 알게 됩니다. 허리 수술을 받은 모든 사람에게 허리 통증이 남는 것은 아니고 10명 중 한두 명만 겪게 되는 일입니다. 이 또한 체중 감량, 허리 근력 운동을 통해 극복할 수 있습니다.

● 수술을 할 수 없는 한방 병원, 비수술 병원에서 '척추만큼은 수술 없이'라는 표현을 광고 문구로 사용하며 널리 알려졌습니다. 10명 중 7명은 수술 없이 디스크 증상이 좋아집니다. 많은 환자들이 자연적으로 증상이 좋아질 수 있고 디스크가 자연 흡수되는 3개월을 여러 치료를 받으며 보내게 됩니다. 10명 중 7명이 자연히 좋아진다는 말은 3명은 증상이 남아 수술적 치료를 받아야 한다는 뜻도 됩니다. 이렇게 수술을 해야 좋아질 환자가 비수술적 치료만 받는다면 비용은 비용대로 쓰고 증상은 좋아지지 않으며 신경손상, 마비 등의 합병증이 남을 수 있습니다.

허리 디스크 치료법 홍수의 시대에서 내시경의 위치

우리는 허리 디스크 치료법 홍수의 시대에 살고 있습니다. 풍선 신경성형술, 고주파 수핵성형술 등 이름도 어려운 치료법에 한방침, 추나요법까지 참 다양한 치료법이 언론에 노출됩니다. 그중에서 효과는 수술에 가깝지만 치료법은 시술에 가까운 허리 내시경에 대해서 소개하고자 합니다.

1970년대 초부터 허리 디스크 치료를 위한 내시경의 시도가 있었는데 현재 사용하고 있는 6~8mm 두께의 내시경 개발 및 활발한 사용은 2000년도부터라 할 수 있습니다. 허리 디스크 내시경 치료법은 부분 마취 후 옆구리를 통해 내시경 관을 삽입한 다음 모니터를 보면서 집게를 이용해 터져 나온 디스크만을 정확하게 뽑아냅니다. 허리 디스크란 요추의 디스크가 터져 나와 신경을 누르게 되는 것을 의미하며 엉덩이, 다리 저림 증상이 나타납니다. 다리 저림 증상을 호소하는 외래 환자에게 "허리 디스크인 것 같습니다."라고 말하면 "전 허리는 안 아픈데요?" 하고 되묻는 사람들이 종종 있습니다.

외래에서 자주 듣는 말 가운데 또 하나는 "허리는 웬만하면 수술하지 말라고 하던데……"라는 말입니다. 옳은 말이긴 한데 항상 맞는 말도 아닙니다. 허리 디스크 환자 10명 중 7명은 석 달 안에 증상이 자연적으로 좋아집니다. 이때 더 빨리, 편안하게 좋아지라고 주사, 약물, 물리치료를 합니다. 10명 중 7명은 자연적으로 좋아지는데 그러면 남은 3명은 어떻게 될까요? 이 3명이 이제 여러 병원을 다니면서 고생을 하게 되죠. 운동 치료로 낫겠다고 통증이 있는데도 몇 년을 억지로 버티는 사람도 있고, 시술을 받고 효과를 못 보는 사람, 결국 안 돼서 수술을 받는 사람도 있습니다.

허리 디스크의 효과적인 비수술 치료법으로는 신경 차단 주사가 있는데 이 또한 두 번 정도 맞고 효과를 못 본다면 다음 단계의 치료로 넘어가야 합니다. 그렇다면 광고를 많이 하는 허리 시술은 무엇일까요? 시술은 전신 마취를 하지 않고 당일 퇴원이 가능한 치료법으로 보통 100만원이 넘는 치료법들을 통칭합니다. 허리 내시경 디스크 제거술도 부분 마취를 하므로 시술에 해당할 수 있는데 다른 시술법과의 차이점은 치료 후 MRI로 확인했을 때 신경을 누르고 있는 디스크가 완전히 감압되어 증상의 재발이 없다는 것입니다. 꼬리뼈 내시경은 너무 얇아 신경을 누르고 있는 디스크의 완전한 감압을 얻을 수 없어서 내시경 디스크 제거술과는 차이가 있습니다.

허리 디스크의 치료법 중 내시경은 피부 절개, 근육 손상을 최소한으로 하면서 수술과 똑같은 효과를 낼 수 있습니다. 이제는 허리 내시경의 기술이 많이 발달하여 웬만한 디스크는 다 제거할 수 있습니다. 부분 마취를 하고 당일 퇴원이 가능하니 매우 매력적인 치료법입니다. 어느 날 한 지인이 허리 디스크로 오랫동안 고생해오다가 하필 결혼식을 일주일 앞두고 증상이 악화되어 타병원에 입원했다가 주사 치료를 수차례 받았음에도 걷기 힘들 정도의 상태가 되어 연락이 왔습니다. 결혼식 당일 아침에 신경 주사를 맞고 신랑 행진을 하겠다며 부탁을 하는데 휠체어를 겨우 타는 상황에서 불가능한 이야기였습니다. 결국 결혼식 전날 허리 내시경 디스크 제거술을 받고 통증 없이 결혼식을 무사히 마쳤습니다.

허리 내시경 치료 초창기에는 시술과 수술 사이에 샌드위치처럼 끼어 있었는데 점차 효과를 인정받아 현재는 보수적이었던 국내 학회에서도 활발히 다뤄지고 있으며, 외국 의사들도 한국을 찾아 내시경을 배워가고 있습니다. 지금은 어깨 수술시 관절경을 쓰는 일이 당연하게 여겨지지만 불과 5년 전 '절개해서 수술하면 더 단단하게 꿰맬 수 있는데 왜 관절경을 쓰냐?'라며 핀잔을 주던 시절이 있었습니다. 현재는 그런 이야기를 하는 어깨 전문의는 없어졌죠. 마무리하자면, 현대식 허리 내시경은 20여 년간의 경험이 쌓이면서 안정성과 효용성이 입증되었고 손기술이 좋은 한국 의사들이 기술 선도에 앞장서고 있습니다. 일상생활을 할 수 없을 정도의 통증이 6주 이상 지속되고 신경 차단 주사를 두 번 이상 맞았거나 시술 등을 받았음에도 효과가 없는 환자에게 좋은 치료법이 될 것입니다.

아래로 흐른 디스크 치료를 위한 허리 내시경의 신기술
(*Journal of Neurological SurgeryPart A* 2017년 발표)

처음에는 아래로 흐른 허리 디스크의 경우 허리 내시경으로 제거가 어려웠다. 아래로 흐른 허리 디스크의 제거를 위해 lever-up, rotate, tilt technique으로 18명의 환자를 치료하였고 성공적인 결과를 보였다.

허리 내시경을 통해 아래로 흐른 디스크를 제거하는 모습

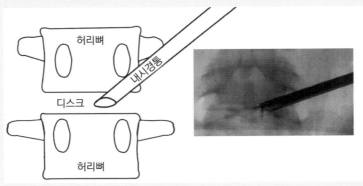

내시경통을 기울여서 아래 방향으로 흘러내린 디스크를 포셉을 통해 잡고 제거할 수 있다.

4. 허리 근육통

허리 근육통 때문에 다들 한 번씩은 고생해본 적이 있을 겁니다. 허리 근육통이 발생하는 주된 상황과 증상은 아래와 같습니다.

- 잘못된 자세로 잠을 자고 난 후 허리 근육이 뭉치고 아프다.
- 무거운 것을 들다가 삐끗했다.
- 등산을 무리하게 하거나 많이 뛰고 난 후에 허리가 아프다.
- 허리를 숙이고 무리하게 집안/바깥일을 하고 난 후에 허리가 아프다.

대부분 허리 근육과 관절, 인대에 무리가 가고 통증이 생깁니다.

근육이 자주 뭉치는 부위

주로 근육이 뭉치는 부위는 허리 아래의 양옆 부위입니다. 허리 가운데에서 양옆으로 2cm 떨어진 근육을 엄지손가락으로 눌러줍니다. 골반 라인부터 시작해서 위로 3cm 정도까지 마사지를 해주면 통증 완화에 도움이 됩니다.

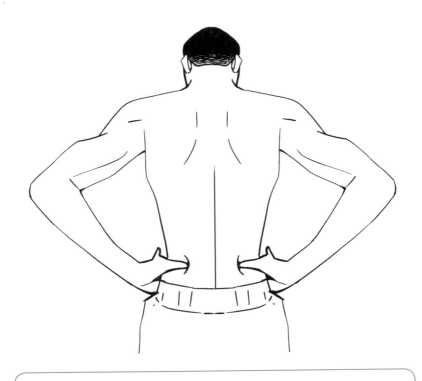

근육이 뭉치는 부위
엄지손가락으로 누르는 부위가 근육통이 주로 생기는 곳이다.

허리 근육통은 잘 쉬고, 진통소염제를 먹거나, 온찜질, 허리 보조기를 차거나 심할 경우에는 주사 치료를 합니다. 허리 통증이 심하다가 조금 감소했을 때 근육 이완 운동을 살살 해주는 것이 좋습니다. 근육통이 빨리 낫는 데도 도움이 될 뿐만 아니라, 통증이 재발하는 것도 예방할 수 있습니다.

고양이 스트레칭

첫 번째 허리 근육 스트레칭법은 '고양이 스트레칭'입니다. 몸을 최대한 바닥에 붙이면서 늘려줍니다. 이후 머리, 팔꿈치를 바닥에 밀착시키고 어깨, 허리도 'U' 자 모양이 되도록 지그시 몸을 늘려줍니다.

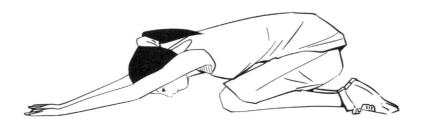

고양이 스트레칭
팔, 어깨, 척추가 최대한 늘어나는 느낌으로 스트레칭한다.

물고기 꼬리 흔들기

두 번째 허리 근육 스트레칭은 '물고기 꼬리 흔들기'입니다. 바닥에 엎드려서 다음의 그림과 같이 자세를 잡습니다. 이때 무릎을 축으로 삼아 물고기가 꼬리를 흔들듯이 양발을 좌우로 움직여주며 허리 근육을 이완시켜보세요. 이 동작은 20회 정도 시행하면 좋습니다.

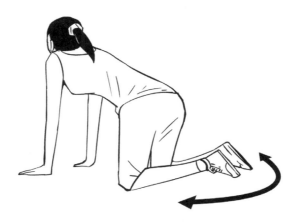

올바르게 물건 드는 방법

허리 디스크나 허리 근육통이 악화되는 흔한 이유 중 하나가 무거운 물건을 잘못된 자세로 들기 때문입니다. 다음 그림의 오른쪽 사진처럼 몸을 숙여서 멀리 있는 물건을 허리로 들게 되면 허리에 모든 힘이 가해져 무리가 생깁니다. 따라서 왼쪽 사진처럼 물건 가까이 쪼그리고 앉으면서 몸을 밀착시키고 허리를 편 상태에서 무릎 힘으로 일어나야 합니다. 또한 허리가 안 좋은 사람은 가급적 무거운 물건을 들지 않는 편이 좋습니다.

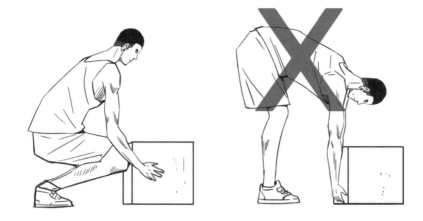

올바르게 물건 들기

물건을 최대한 몸에 가깝게 붙이고 쪼그리고 앉아서 무릎으로 일어난다.
이때 허리는 편 상태를 유지한다. 허리를 숙인 후 펴면서 물건을 들면 허
리에 무리가 간다.

가벼운 물건을 들 때도 무작정 허리를 숙이지 말고 허리를 약간 뒤로
젖히는 느낌으로 편 상태에서 골반을 숙이면 허리에 무리가 덜 갑니
다. 한쪽 다리를 뒤로 들어올리면서 몸통을 숙여 물건을 집으면 허리
에 무리가 덜 가니, 이러한 자세가 생활 습관이 되도록 합니다.

허리가 생명이다

허리는 우리 몸에서 굉장히 중요한 곳이기에 각별히 신경을 쓰고 계실 겁니다. 하지만 무거운 무게로 운동을 하다 보면 허리 통증이 오고 혹 디스크가 아닐까 걱정을 하게 됩니다.

운동 중 발생하는 허리 통증은 근육이 뭉치고 뻐근하게 느껴지는 염좌가 가장 흔합니다. 디스크와 차이점은 엉덩이나 다리로 저린 느낌이 없는 단순한 허리 근육 통증입니다. 무거운 무게를 허리 근육이 견디려고 늘어나다가 갑자기 수축을 하면서 근육이 뭉치거나 동아줄 몇 가닥이 끊어지는 것처럼 부분 파열이 일어나게 됩니다. 핫팩이나 가까운 병원에서 물리치료를 받고, 근이완제를 복용하면 2~3주 내에 통증이 줄어들 겁니다.

허리 부상이 있을 수 있는 운동을 살펴보겠습니다. 우선 윗몸일으키기는 허리에 무리가 가니 크런치가 좋습니다. 복근 운동이 주목적인 크런치 이후에 이어지는 수축 운동은 복근보다는 허리에 무리를 줍니다. 윗몸일으키기보다 크런치가 허리에 더 편안한 운동입니다. 무거운 무게를 들고 하는 스쿼트나 서 있는 자세에서 하는 운동들도 허리에 무리가 됩니다. 이때 허리를 곧게 세우고 버티는 게 중요합니다. 무게를 들다가 허리가 일자인 자세가 무너지게 되면 허리 근육이 늘어나거나 갑자기 수축하면서, 앞에서 설명한 근육 염좌가 발생하거나 디스크에 비정상적인 압력이 가해지며 디스크가 터질 수 있습니다. 허리에 가해지는 압력을 줄이고 부상을 막기 위해 '웨이트 벨트'를 착용하면 도움이 됩니다.

허리 통증이 한 달 이상 지속되면 MRI를 촬영하여 디스크 탈출이나 디스크 변성이 있는지 확인해야 합니다. 디스크 변성은 오래 앉아 있을 수 없고 앉았다 일어날 때 발생하는 허리 통증이 주증상입니다.

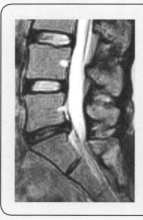

디스크 변성
3개의 디스크가 보이는데 위의 두 개는 하얀색을 띠는 건강한 디스크이고 제일 아래 디스크는 검정색으로 퇴행성 변화가 왔다.

허리 근육 통증이 없어진 후 천천히 허리를 펴는 근육 강화 운동을 시작합니다. 디스크 증상이 있다면 무거운 무게로 하는 운동은 피하는 게 좋습니다. 그렇다고 평생 운동을 안 할 수는 없고 점진적으로 등 근육을 키워나가야 하는데 가벼운 허리 근력 운동부터 시작합니다. 걷기 운동도 근육통 이후 처음 시작할 수 있는 좋은 운동입니다. 디스크는 체중을 받는 구조물이기에 여기에 가해지는 하중을 허리 근육들이 나눠가지면 디스크에 가해지는 압력이 줄어들어 허리 통증이 감소합니다.

허리는 한번 다치면 그 회복이 쉽지 않습니다. 부상을 막기 위해 예열 운동을 충분히 하고 집중도를 높여 운동하는 습관을 가져야 합니다.

5. 허리 협착증

협착증은 신경 뒤쪽의 황색인대가 두꺼워져 신경을 뒤에서 누르는 병입니다. 주로 나이가 들면서 퇴행성으로 병이 진행됩니다. 디스크는 신경의 앞으로 튀어나와 신경을 누르게 됩니다.

허리 협착증의 증상으로는 ▲엉치가 아프다, 내려앉는 느낌이다 ▲걸으면 종아리가 터질 것 같다 ▲쉬었다 걸어야 한다, 등이 있습니다.

신경이 눌려서 생기는 병으로 약물, 주사 치료, 시술 등을 시도해볼 수 있습니다. 비수술적 치료로 좋아지지 않는다면 수술을 통해 신경 눌림을 풀어줘야 합니다.

협착증과 감별해야 할 병으로 다리 혈관 질환이 있습니다. 다리 혈관이 혈전이나 콜레스테롤 덩어리에 의해 막혀도 다리가 저리고 협착증과 비슷한 증상이 나타날 수 있습니다. 당뇨, 고혈압 등의 질환이 있는지 확인하고 혈관 질환이 의심될 경우에는 초음파 검사를 시행합니다.

협착증과 디스크는 어떻게 다른가요?

디스크 탈출은 디스크를 싸고 있는 막에 균열이 가면서 안의 디스크 덩어리가 바깥으로 튀어나오며 신경을 앞에서 누르는 병입니다. 협착증은 퇴행성으로 디스크 막이 두꺼워지면서 앞에서도 신경을 누르지만 주로 신경 뒤쪽의 인대가 두꺼워져 신경을 누릅니다. 단순 디스크는 앞에서만 신경이 눌리는데 협착증은 360도 사방에서 신경이 눌리게 됩니다.

디스크와 협착증의 차이

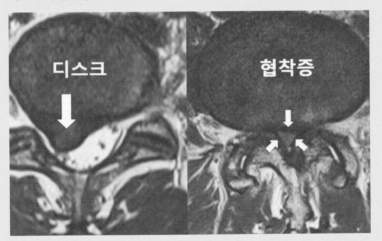

디스크는 신경 앞쪽에서 우측이나 좌측, 한쪽으로 신경이 눌리게 된다. 협착증은 앞의 디스크도 전반적으로 튀어나오고 신경 뒤쪽의 뼈와 인대가 두꺼워져 신경을 누르게 된다. 협착증은 신경이 360도 모든 방향에서 눌리게 된다.

협착증은 모래시계에서 좁아지는 허리 부위와 같이 신경이 눌려 좁아지게 됩니다. 증상 또한 디스크는 주로 한쪽 엉덩이, 다리가 저립니다. 협착증은 걸을 때 한쪽이나 양쪽 종아리가 터질 것 같은 느낌, 엉치가 빠지는 것 같은 불편감이 있습니다.

허리 협착증 수술

허리 협착증 환자가 비수술적으로 치료가 안 된다면 수술을 받아야 하는 이유가 있습니다. 통증으로 인한 삶의 질 저하도 있겠지만 그보다 더 중요한 수명과 관련이 있습니다. 나이가 들수록 하루 30분 이상은 걸어야 체중 관리, 심장병, 성인병 예방이 되어 건강하게 오래 살 수 있는데 협착증으로 걷지 못한다면 수명이 줄어듭니다. 이는 뒷부분에 나오는, 무릎 관절염 환자가 인공관절 수술을 해야 하는 것과 비슷한 이유가 됩니다. 아무리 연세가 많다 하여도 혼자 보행이 가능하고 운동을 할 수 있게끔 몸 상태를 유지해야 합니다.

미세현미경 감압술이란 현미경을 통해 신경을 누르고 있는 뼈와 인대를 제거하는 수술법입니다. 정상 관절의 손상을 최소화하여 나사못 같은 핀 고정을 하지 않는 것이 장점입니다. 예전에는 척추관 협착증 치료를 위해 뼈를 많이 제거하고 불안정성이 생겨 핀 고정술을 많이 했습니다. 수술시간도 오래 걸리고 출혈량이 많은 것이 단점입니다. 기술이 좋아져서 정상 관절을 보존하면 핀 고정 없이 신경 눌림을 충분히 풀어줄 수 있습니다. 요즘은 현미경뿐만 아니라 내시경을 통해서도 협착증 수술이 가능해졌습니다.

협착증 치료-두 구멍(투포트) 내시경

은상수 원장이 척추관 협착증을 '두 구멍 내시경'으로 시행하고 그 효과를 입증한 논문을 국제학술지에 발표했다고 12일 밝혔다. 은상수 원장의 논문은 SCI 국제학술저널 최근호에 등재됐다. 척추관 협착증은 나이가 들면서 나타나는 퇴행성 변화로 인해 허리 신경이 뼈와 인대, 디스크에 의해 눌려 엉덩이와 허벅지, 다리가 저려서 걷기 힘들어지는 병이다.

논문에 따르면 두 구멍을 이용한 내시경 치료법은 상처가 적고 재활이 빠르며 기존의 내시경으로 치료가 어려웠던 협착증을 치료할 수 있다. 7명의 환자를 14개월간 추적 관찰한 결과 통증이 감소했고, 삶의 질이 유의하게 높아진 것을 확인할 수 있었다.

기존에는 구멍 하나만을 이용해서 디스크 제거 등의 비교적 간단한 수술만 가능했는데 두 구멍으로 좀 더 어려운 척추관 협착증까지 내시경 치료가 가능해진 것이다. 은상수 원장은 "잦은 스테로이드 사용은 몸에 좋지 않고 한두 번 맞고 효과가 없는 경우에는 다음 단계의 치료를 받아야 한다."면서 "피부, 근육 등의 정상조직의 손상을 최소화할 수 있는 내시경을 통해 많은 환자들이 좋은 치료를 받을 수 있길 바란다."고 말했다.

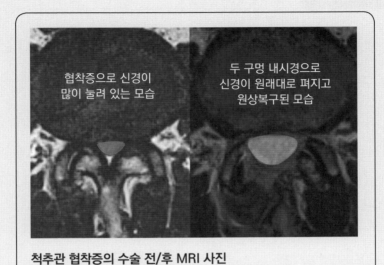

협착증으로 신경이
많이 눌려 있는 모습

두 구멍 내시경으로
신경이 원래대로 펴지고
원상복구된 모습

척추관 협착증의 수술 전/후 MRI 사진

두 구멍 내시경을 이용한 허리 협착증 치료

(*Journal of Neurological Surgery Part A* 2016년 발표)

허리 협착증은 이전에는 내시경으로 치료가 어려웠는데 새로운 두 구멍(투포트) 내시경을 이용하여 7명의 환자를 성공적으로 치료하였고 수술 방법을 기술하였다.

두 구멍 내시경 모식도

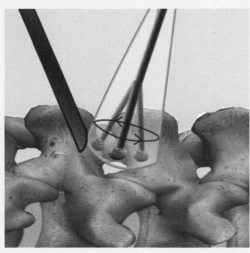

왼쪽 내시경을 통해 보면서 오른쪽 고속연마기로 뼈를 갈고 신경을 누르는 인대를 제거한다.

허리 협착증 진단에 있어 MRI와 CT 비교
(*Journal of Neuroradiology* 2012년 발표)

허리 협착증 수술을 받은 163명 환자의 MRI와 CT 사진에서 척추관 면적을 측정하여 비교하였다. CT 사진에서 척추관이 더 좁아져 있는 것을 확인하였다. 이는 CT가 황색인대를 더 잘 보여주기 때문으로 생각된다. 이로써 척추관 협착증 수술 전에 CT도 같이 확인하는 것이 유용하겠다.

허리 협착증 수술 후 발생한
심방세동 환자의 지연성 다리 동맥 혈전증
(*Journal of Orthopaedic Science* 2011년 발표)

다리 정맥 혈전증은 있을 수 있으나 동맥 혈전증은 흔하지 않다. 심방세동이 있는 환자를 허리 협착증 수술하였고 수술 이후 환자는 다리의 감각 이상을 호소하였다. 초음파 검사로 다리 동맥 혈전증을 진단하고 수술로 제거하였다. 심방세동 환자에게서 허리 수술 후 다리 감각 이상이 있을 경우 혈전증 때문일 수 있으므로 빠른 대처를 해야 한다.

6. 척추 분리증, 척추 전방전위증

척추 분리증은 척추 뒤쪽뼈의 일부분이 부러지거나 없어짐으로 앞의 척추뼈와 뒤의 척추뼈가 분리되는 현상입니다. 선천적으로 뼈가 없는 경우도 있고 반복적인 외상으로 인해 뼈가 부러지는 경우도 있습니다.

척추 분리증

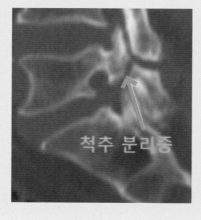

허리 CT 사진으로 화살표가 가리키는 부위에 뼈가 없다.

척추 전방전위증

척추 전방전위증은 위의 척추뼈가 아래 척추뼈에 비해 앞으로 미끄러지는 병입니다. 척추 분리증이 동반될 수도 있고 퇴행성으로 뼈가 앞으로 밀리는 경우도 있습니다. 무거운 것을 들면 뼈가 앞으로 밀릴 가능성이 많아지므로 가급적 피하도록 합니다.

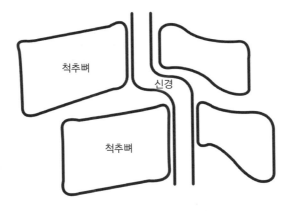

척추뼈

신경

척추뼈

척추 전방전위증
위의 척추뼈가 아래 척추뼈보다 앞으로 밀리며 신경이 눌리게 된다.

척추뼈가 앞으로 밀리면 중간에 있는 신경이 눌리게 되면서 척추 협착증이 발생하고 ▲엉덩이, 다리 저림 ▲조금만 걸어도 종아리가 터질 듯해 걷다가 쉬어야 함 ▲무딘 감각 등이 발생합니다.

엉덩이, 다리가 저리지 않고 증상이 없는 척추 전방전위증이나 분리증은 따로 치료는 하지 않으며, 무거운 것만 들지 않도록 합니다. 또한 체중이 늘지 않도록 관리하고 허리 근력 운동을 해야 합니다.

다리 저림 증상이 심하다면 약물, 주사 치료를 하고 이후에도 좋아지지 않는다면 디스크를 제거하고 뼈의 정렬을 맞춘 후 인공뼈를 넣고 핀을 고정해주는 수술을 합니다.

전방전위증

은상수 원장은 극심한 허리 및 다리 통증을 유발하는 척추 낭종의 새로운 발생 원인을 제시하고 효과적으로 치료한 임상 논문을 발표하여 이 논문이 세계적 권위의 SCI급 국제학술저널 *European Spine Journal*에 최근 등재됐다.

척추뼈에서 생긴 낭종은 중장년층에서 많이 발생하는데 보통 허리 및 다리의 극심한 통증을 유발한다. 척추 낭종이 커지면서 신경을 누르게 되면 허리 통증, 엉치가 내려앉는 느낌, 다리 저림과 통증, 걷다가 쉬어야 하는 증상 등이 발생하게 된다. MRI 검사를 통해 보면 척추 극돌기의 위아래 간격이 좁아져 있고 척추관 내에 물혹이 관찰되는데, 그동안은 이 낭종의 발생 원인에 대해 뚜렷이 밝혀진 바가 없었다.

이번 논문에 따르면 척추 전방전위증이 있는 경우, 몸의 균형을 유지하기 위해 허리가 뒤로 젖혀지고 이때 극돌기가 서로 닿아서 낭종이 형성될 수 있다. 또한 척추 분리증이 있는 경우에는 허리뼈가 흔들거리는 불안정성이 생기고 이를 극복하고 안정성을 높이기 위해 낭종이 두꺼워짐을 제시했다. 은상수 원장은 요추5번~천추1번 척추 전방전위증 및 분리증에 의한 요추4번~5번 낭종 3례를 각각의 상황에 맞춰 전방 유합술, 후방 유합술, 나사못 없이 수술하는 후방 감압술의 각기 다른 수술법으로 치료하였고, 12개월의 추적 관찰 결과 허리 및 다리 통증이 효과적으로 개선되었음을 보고하였다.

은상수 원장은 "흔하지 않은 비슷한 케이스를 연달아 치료하면서 낭종의 새로운 원인을 찾게 되었다. 극돌기 사이에 척추 낭종이 있다면 인접 마디에 척추 전방전위증이나 척추 분리증이 있을 수 있음을 주지하고 각각의 상황에 맞춰 치료법을 정해야 한다."라며, "원인이 불분명했던 척추 낭종의 발생 기전을 밝힘으로써 보다 정확한 치료를 행할 수 있게 되어 기쁘다."라고 말했다.

7. 척추 측만증

척추 측만증은 앞에서 봤을 때 허리가 옆으로 휘는 병입니다. 척추 측만증은 대부분 이유가 없이 발생하며 주로 10대, 그리고 여성에게 많이 발생합니다. 학생 100명 중 5명 정도는 측만증이 있습니다. 측만증이 진단되면 병원에서 주기적으로 엑스레이를 찍어 측만증 각도가 증가하는지 확인해야 합니다.

성장기에 측만증이 악화될 수 있으므로 주의를 기울여야 합니다. 어깨 높이가 다르다든가 허리를 숙이고 뒤에서 봤을 때 좌우 대칭적이지 않다면 척추 측만증을 의심합니다. 대부분은 증상이 없으나 측만증이 심하다면 폐가 눌려서 폐 기능에 문제가 있을 수 있습니다. 측만증은 허리 통증을 유발하지 않습니다.

수축되어 있는 쪽의 근육을 늘리는 방향으로 스트레칭을 해주면 도움이 됩니다. 하지만 스트레칭/추나요법/도수치료 등을 통해 측만증의 각도가 호전되기는 어렵습니다. 근육 피로도와 통증을 줄이기 위해 도수치료, 추나요법 등을 받을 수는 있지만 측만증 각도 교정은 되지 않기 때문에 과도한 비용을 쓰면서까지 치료를 받을 필요는 없습니다.

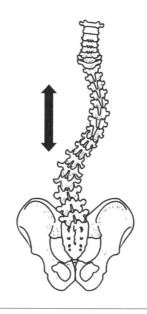

척추 측만증 스트레칭
화살표 방향처럼 수축된 몸 쪽을 늘리게끔 스트레칭한다.

엑스레이를 찍어보면 정확히 알 수 있지만 엑스레이 없이도 측만증을 찾아내는 방법이 있습니다. 등뒤에서 관찰하며 허리를 앞으로 숙이게 합니다. 허리를 90도 정도 숙이게 한 후에 등뼈가 휘어 있는지를 봅니다. 숙였을 때 날개뼈나 어깨의 높이 차이가 있는지, 몸이 대칭적인지 확인합니다.

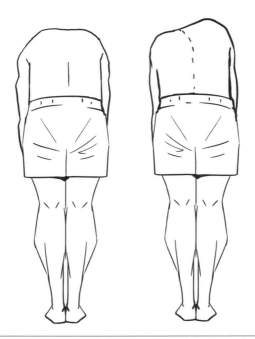

척추 측만증 검사
왼쪽은 정상이고, 우측 사진은 우측 어깨가 올라와서 척추 측만증이 의심된다.

우선 20세 이후 키 성장이 멈추었다면 어느 정도 가벼운 척추 측만증은 치료가 필요 없습니다. 50세가 넘으면서 발생한 퇴행성 측만증의 경우 엉덩이, 다리 저림 증상이 있다면 주사, 수술 등으로 치료합니다.

가장 중요한 시기는 초등학교 고학년부터 중고등학교 시기로, 이때 측만증이 나타날 경우 유의해야 합니다. 20도 미만의 각도는 6개월 간격으로 엑스레이를 찍으면서 관찰합니다. 측만증 각도가 20~40도이면서 성장이 2년 정도 남아 있을 때 보조기를 착용합니다. 보조기는 몸이 더 휘는 것을 막아주며 보조기 치료에도 불구하고 만곡이 진행하는 확률은 10% 정도입니다. 40도 이상으로 각도가 진행되면 수술을 합니다.

척추 측만증

성장기 아이의 척추 측만증을 의심해 부모와 함께 병원을 찾는 경우가 늘고 있다. 척추 측만증이 있다는 사실만으로는 크게 걱정할 일은 아니나 어릴 때의 건강관리가 평생을 좌우하기에 간단히 넘길 문제는 아니다.

은상수 정형외과 전문의는 "청소년기의 학생들은 성장하면서 척추가 점점 더 심하게 휠 수 있기 때문에 일찍 발견하는 것이 중요하다. 요즘 아이들은 앉아 있는 시간이 늘어남에 따라 비만, 운동 부족, 나쁜 자세 등의 생활 요인과 유전적 요인이 결합되어 척추 측만증이 발생할 가능성이 높다고 보고 있다. 따라서 장시간 학습하는 학생일수록 적절한 운동을 병행하고 좋은 자세에 주의를 기울여야 한다."고 조언했다.

정상적인 척추는 앞에서 보았을 때 일직선으로 바르고 옆에서 보았을 때 S형 곡선 형태로, 머리와 몸통이 골반 위에 균형 있게 자리하게 된다. 척추 측만증은 정면에서 보았을 때 일직선이 되어야 할 척추가 옆으로 휘는 병으로, 전체 인구의 약 2%에서 발생, 그중 원인을 알 수 없는 특발성 측만증이 80% 이상을 차지한다.

척추 만곡의 각도가 50~60도인 경우에도 특별한 통증이나 증상이 없어 방치될 수 있으며, 100도 이상인 경우는 폐 기능의 감소로 숨이 차는 증상 등이 나타날 수도 있다. 척추 측만증은 주로 신체의 외형적인 이상으로 알 수 있는데, 똑바로 선 상태에서 어깨가 비뚤어지거나 앞으로 허리를 숙인 자세에서 한쪽 등이 튀어나와 보이면 의심해볼 수 있다.

은상수 전문의는 "척추 측만증 치료는 성장 정도나 만곡의 위치, 각도 등을 통해 종합적이고 전문적인 판단이 매우 중요하다."고 말했다. 성장 과정에 있으며 20도 미만일 때나 성장이 끝난 후 40도 미만일 때는 관찰에 그치지만, 성장 과정에 있는 20~40도의 만곡으로 주기적인 관찰을 통해 진행이 확인된 경우나 처음 진찰이라도 각도가 진행할 위험성이 높은 경우에는 보조기 착용을 통해 우선 급격한 진행을 막을 수 있다. 성장기의 만곡이 40도 이상이거나, 변형이 심해 일상생활이 어려울 경우, 외관상 보기 흉할 경우에는 수술을 고려한다.

은상수 전문의는 "10대의 척추 관리가 미래의 척추질환을 예방하는 데 매우 중요하므로 바른 자세와 올바른 식습관을 가질 수 있도록 적극적인 관심이 필요하다. 운동 치료는 유연한 척추에서는 만곡이 덜 진행된다는 취지에서 권장한다. 허리, 복부 및 골반 근육에 대한 스트레칭과 근력 강화 운동을 통해 유연성과 근력을 동시에 키우는 것이 바람직하다."고 조언했다.

걸을 때는 가슴을 펴고 똑바로 걷고 가방은 양쪽으로 매는 것이 좋다. 앉을 때에는 몸을 구부정하게 하지 말고 상체를 바로 세우고, 눈높이에 맞는 독서대를 사용하도록 한다. 다리를 꼬고 앉는 것은 척추와 골반 틀어짐의 원인이 되므로 피한다.

칼슘, 비타민D는 척추 건강을 위해 반드시 필요한 영양소이다. 골격 형성에 필요한 영양소인 칼슘은 튼튼한 뼈를 유지하기 위해서 하루 1,000mg 섭취하도록 하며, 비타민D는 칼슘 흡수를 촉진하고 뼈를 튼튼하게 만드는 역할을 하기 때문에 적당한 야외 활동이나 걷기 운동을 통해 햇볕을 충분하게 쪼이는 것이 좋다.

8. 꼬부랑 허리, 척추 압박 골절, 골다공증

꼬부랑 허리

50세 이상에서 나타나는데 등 근육이 약해지면서 허리가 앞으로 굽는 병입니다. '꼬부랑 할머니'를 연상하면 됩니다. 등 근육이 약해져서 허리가 앞으로 구부러질 수도 있고 골다공증으로 인한 압박 골절로 허리가 구부러지는 것일 수도 있습니다.

꼬부랑 허리는 미용적으로도 안 좋지만 통증이 심할 수 있습니다. 증상으로는 ▲허리가 끊어질 듯이 아프다 ▲걸으면 허리가 구부러진다 ▲배가 접혀서 아프다 ▲팔꿈치에 굳은살이 생긴다, 등이 있습니다.

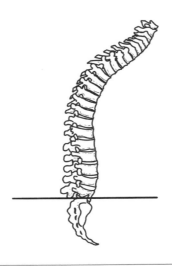

꼬부랑 허리
정상 허리는 목의 축이 골반과 일치해야 하는데 꼬부랑 허리는 목이 앞으로 쏠리게 된다.

꼬부랑 허리 스트레칭: 허리 펴기

통증이 심하다면 나사못을 여러 개 삽입해서 허리를 펴주는 수술을 해야 합니다. 수술 전에 해볼 수 있는 치료로는 허리를 펴고 근육을 키워주는 운동을 먼저 할 수 있습니다. 등 근력 운동도 중요하지만 쪼그라든 배 쪽, 골반 쪽 근육을 늘려주는 것도 중요합니다. 책 앞쪽의 내용인 '허리 근력 강화 운동법' 항목을 참조하세요.

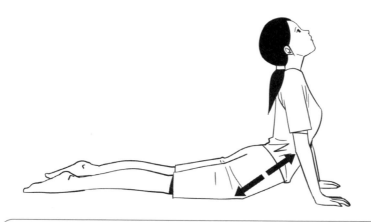

허리 펴기
바닥에 몸을 대고 몸을 뒤로 젖힌다. 배, 골반 앞쪽 근육이 최대한 스트레칭되도록 한다.

척추 압박 골절

척추 압박 골절은 골다공증으로 인해 약해진 뼈가 심하지 않은 충격에 의해 부러지는 병입니다. 건강한 뼈라면 부서지지 않을 정도의 충격에 골절이 발생하는 것입니다. 예를 들면 젊은 사람 같은 경우에는 의자 높이에서 엉덩방아를 찧는다면 약간 아프고 말지만 노인들은 뼈가 부러지는 경우가 있습니다. 교통사고나 높은 사다리에서 떨어지는 경우는 큰 충격이 가해지므로 젊고 뼈가 튼튼한 사람이라도 골절이 발생할 수 있어서, 이를 압박 골절이라 하지 않고 방출성 골절이라 부릅니다.

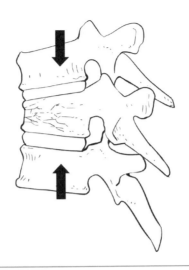

압박 골절
뼈에 실금이 가면서 주로 뼈의 앞쪽이 주저앉는다.

압박 골절의 증상, 진단, 치료

압박 골절의 주증상은 ▲허리 통증 ▲누웠다 일어나기 힘들다 ▲앉았다 일어나기 힘들다, 등이 있습니다.

압박 골절은 MRI나 CT를 찍어서 확인한 후 허리 보조기를 착용하고 통증 치료를 하면서 3개월에서 6개월간 뼈가 아물기를 기다립니다. 신경 주사 치료가 통증을 줄일 수 있습니다. 골절이 빨리 아물게 하기 위해서 뼈 재생 효과가 있는 부갑상선 호르몬 주사도 도움이 됩니다.

위와 같은 치료에도 불구하고 극심통으로 일상생활이 불가능하다면 시멘트 삽입술을 시행할 수 있습니다. 시멘트 삽입술을 하고 나면 통증은 일시적으로 좋아지지만 이후에 골다공증 치료를 제대로 하지 않으면 위아래 뼈가 추가로 부러지는 일이 있을 수 있습니다.

골다공증

골다공증은 60세가 넘어가는 여성, 폐경이 빨리 온 여성에게서 발병 가능성이 높습니다. 골다공증을 예방하기 위해서 칼슘이 많은 ▲멸치 ▲두부 ▲우유 ▲시금치 등을 먹고, 비타민D의 보충을 위해 햇빛이 있는 시간에 일광욕을 하며 걷는 운동을 하는 게 좋습니다. 걷는 운동을 하면 뼈에 자극을 주어 뼈가 더 단단해집니다.

65세 이상 여성, 70세 이상 남성이면 국민건강보험을 적용받아 골다공증 검사를 받을 수 있습니다. 그 외 인정기준으로는 ▲폐경이 빨리 온 경우 ▲골다공증성 골절이 있는 경우 등이 있습니다. 검사 결과에 따라 골다공증 약을 처방받아 복용합니다. 요즘은 ▲매일 ▲일주일 ▲한 달에 한 번 먹는 약 ▲마시는 골다공증 약 ▲3개월 ▲6개월 ▲1년에 한 번 맞는 주사 등 다양한 제형이 나오고 각각의 장단점이 있기에 의사와 상의 후 본인에게 적합한 약을 처방받아야 합니다. 골다공증이 아주 심한 경우에는 골형성이 가능한 부갑상선 호르몬 주사가 효과적입니다.

정형외과 의사라면 골다공증에 대해 관심을 가지고 적극적으로 치료
해야 합니다. 골다공증은 통증 같은 증상이 없는 병이라 환자가 병의
심각성을 느끼지 못해 치료를 제대로 받지 않습니다. 나중에 골다공
증성 골절, 심하면 사망으로 이어질 수 있는 무서운 병이므로 예방적
치료를 잘해야 합니다. 골다공증 약이나 주사는 당뇨나 혈압 약처럼
꾸준히 복용하는 것이 중요합니다.

골다공증을 제대로 치료하지 않으면 척추뼈뿐만 아니라 손목뼈, 고
관절뼈 등이 부서질 수 있습니다. 골다공증 치료에서 가장 중요시되
어야 하는 것은 넘어지지 않는 것입니다. 그러므로 빙판길이 예상되
는 날은 외출을 자제하고 집에서도 화장실 같은 데서 넘어지지 않도
록 주의해야 합니다. 본인 몸이 불편하고 불안하다면 동행인에게 도
움을 받거나 지팡이, 워커 등의 안전장치를 갖추고 걸어야 합니다.

낙상

– 오늘은 어떤 건강 상식을 들려주실 건가요?

겨울에는 눈이 오고 길이 얼면서 미끄러운 구간이 많습니다. 넘어지면서 발생할 수 있는 낙상에 대해 이야기해보겠습니다.

– 낙상, 어떤 사람들이 조심해야 할까요?

일반적으로 넘어진다고 해서 뼈가 부러지는 등 크게 다치는 경우는 별로 없습니다. 뼈가 약해서 약간의 충격에도 골절이 될 수 있는 노인 환자들에게 문제가 제일 심각합니다. 골다공증이 심한 노인분들, 파킨슨병이나 척수증처럼 균형 감각이 떨어져 있는 환자들, 저혈압이 있는 분들이 주의를 해야 합니다.

– 낙상이 되면 어떤 문제가 생길 수 있을까요?

가볍게는 타박상에서 심하면 골절까지 발생할 수 있습니다. 주로 골절이 많이 되는 부위는 앞으로 손을 짚으면서 손목뼈나 팔꿈치뼈가 부러질 수 있고, 뒤로 넘어지면서 골반뼈나 척추뼈의 골절이 발생할 수 있습니다. 골절의 정도에 따라 수술을 해야 하는 경우도 있습니다.

– 낙상, 이야기를 들어보니 심각한데요, 그럼 이의 가장 큰 위험 요소인 골다공증에 대해서 더 이야기해주세요.

골다공증은 우리 몸의 뼈가 약해지는 병입니다. 나이가 들면서 뼈의 생성은 줄고 골 흡수만 늘어 뼈 자체의 강도가 약해지는 것인데요, 여성의 경우는 폐경 이후 여성 호르몬 분비가 줄면서 50대 이후에 골다공증이 급속도로 나빠지는 경우가 많습니다.

– 골다공증성 골절에 대해서 더 말씀해주시죠.

골다공증성 골절로는 척추 압박 골절, 골반 골절, 손목 골절 등이 있습니다. 일반적으로 높은 곳에서 떨어지거나 큰 충격이 가해져 뼈가 부러지는 상황이 아닌, 즉 엉덩방아를 찧는 등의 일상적인 충격에도 뼈가 부러지는 것입니다. 고관절 골절의 경우 1년 사망률이 20%가 넘는 것으로 보고됩니다. 단순히 뼈가 부러지거나 수술로 인한 문제가 아니라 누워 있으면서 생기는 혈전증, 욕창, 폐렴 등의 문제로 목숨까지 위협당하는 것입니다.

– 이렇게 무서운 골다공증, 치료법은 어떤 게 있나요?

골다공증은 치료보다 예방을 하는 것이 더 중요합니다. 매일 걸으면서 뼈에 자극을 주어 뼈를 단단하게 만들고, 햇볕을 쬐면 비타민D가 생성되어 뼈 건강에 좋습니다. 뼈의 중요한 구성 성분인 칼슘이 풍부한 우유, 두부, 시금치, 멸치를 먹는 게 좋고요. 골다공증이 심한 경우에는 병원에서 진단을 받고 약을 처방받아야 합니다. 골다공증 약은 혈압 약이나 당뇨 약처럼 평생 먹어야 하는데 증상이 없는 병이다 보니 환자들이 약을 먹다가

임의로 끊는 경우가 많습니다. 내 뼈를 생각하고 나중에 골절이 되어 고생하지 않으려면 약을 꾸준히 먹는 것이 굉장히 중요합니다. 또한 요즘에는 먹는 약보다 효과가 훨씬 좋은, 뼈가 생성되는 부갑상선 호르몬 주사도 있으니 병원에서 상담을 받으면 도움이 되겠습니다.

– 마지막으로 낙상을 예방하기 위한 방법은 어떤 게 있나요?
골다공증을 연구하는 의사들이 골절을 예방하는 제일 중요한 것으로 내린 결론이 있습니다. 바로 넘어지지 않는 것입니다. 눈이 온 다음 날이나 빙판길이 예상되는 날은 외출을 삼가고 보호자를 대동하거나 지팡이를 짚고 주머니에 손을 넣지 않도록 장갑을 끼고 다니는 것이 좋습니다. 또한 침대나 의자에서 일어날 때 천천히 일어나 기립성 저혈압으로 인한 낙상을 예방하는 것이 좋습니다. 항상 조심하는 습관을 들이는 것이 중요합니다.

9. 허리 디스크 변성, 척추 낭종

허리 디스크 변성

디스크 변성은 주로 퇴행성으로 오게 됩니다. MRI를 찍었을 때 디스크 색깔이 까만색으로 변하고 높이가 낮아지며 주변 뼈가 불규칙하게 변합니다. 허리 디스크 변성이 있다고 모두 허리가 아픈 것은 아니지만 허리가 아플 수 있는 확률은 더 높습니다.

디스크 변성

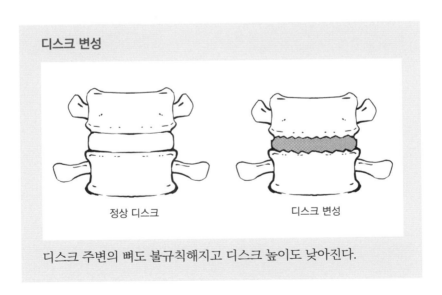

정상 디스크   디스크 변성

디스크 주변의 뼈도 불규칙해지고 디스크 높이도 낮아진다.

디스크 변성의 원인으로는 ▲안 좋은 자세 ▲무리하게 허리를 써서 ▲나이가 들어서 ▲선천적으로 안 좋아서, 등이 있습니다. 한번 디스크 변성이 온 것을 되돌릴 수는 없지만 더 나빠지지 않도록 체중 관리, 허리 근력 운동에 신경 써야 합니다.

척추 낭종

척추 낭종에는 여러 종류가 있습니다. ▲관절 낭종 ▲지주막하 낭종 ▲탈로브씨 낭종 ▲바스트럽씨 낭종 ▲수술 후 낭종 등이 있습니다. 이에 대한 세세한 치료법은 제 블로그 www.dr-eun.com에서 '척추 낭종' 글을 보시면 되겠습니다.

척추 낭종의 새로운 치료법

지주막하 공간에 뇌척수액이 팽창하여 척수를 누르는 '척추 경막외지주막낭종', 안전하고 효율적으로 제거하는 신기술 개발.

은상수 원장은 척수를 둘러싸고 있는 지주막하 공간에 뇌척수액이 팽창해 척수를 누르는 '척추 경막외지주막낭종'을 안전하고 효율적으로 제거하는 새로운 트위스트 기법을 개발, 논문을 국제학술지 최근호에 게재했다.

척추 경막외지주막낭종은 뇌척수액이 지주막하 공간으로 흘러 들어가 생긴 낭종으로, 이 낭종이 커지면서 척추 신경을 압박해 목이나 등, 허리 통증, 손과 다리 저림이 나타나고 심할 경우 마비, 방광 기능 장애도 발생할 수 있다. 주로 등 쪽(흉추)에 나타나며, 선천적으로 경막에 결손이 있어 발생하거나 이유 없이 발생하는 경우도 있고 수술, 주사 치료 등 외상이 원인일 수 있다.

기존의 수술법은 문제가 되는 낭종을 잘라내고 비어 있는 부분을 봉합하는데, 봉합 자체가 어려운 경우도 있고 뇌척수액의 압력이 높아서 물이 세는 합병증이 발생할 수 있었다. 이번에 발표한 신기술은 낭종을 꼬아서twist 연결 부위를 확실하게 닫고 낭종을 잘라내므로 수술이 쉽고 빠르며 합병증이 적다. 논문에 따르면 10년 동안 목 통증과 감각장애를 겪었던 44세 여성은 트위스트 기법으로 낭종을 제거하고 난 후 통증과 감각장애, 두통, 시야 흐림 증상이 모두 없어졌으며 1년 추적 관찰 기간 동안 재발 없이 완치된 것으로 나타났다.

은상수 원장은 "척추 경막외지주막낭종은 흔한 병이 아니지만 중요한 이유는 수술로 증상을 완치할 수 있는 병이기 때문이다. 수술 중 낭종을 꼬면 더 확실하게 연결 부위를 닫을 수 있겠다라는 생각이 신기술 개발로 이어졌으며, 환자 만족도도 높고 효과도 매우 우수해 기쁘게 생각한다."며 "좋은 수술법이란 누가 수술을 해도 일정한 결과를 낼 수 있는 방법이라 생각하기 때문에 이번 논문으로 더 많은 환자들이 치료 혜택을 받길 바란다."고 말했다.

경막외지주막낭종의 새로운 치료법twist technique
(*European Spine Journal* 2014년 발표)

새로운 치료법인 twist technique을 개발하여 경막외지주막낭종을
제거하였고 1년간 재발은 없었다.

새로운 척추 낭종 제거 방법 그림

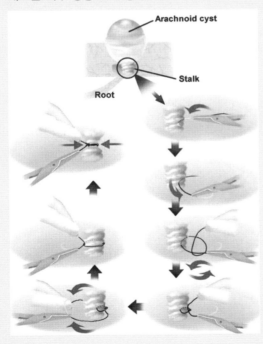

Twist technique이라 명명
하여 European Spine 논
문에 발표하였다.

젊은 남성에게 빈발하는 '강직성 척추염'

젊은 남성에게 발생할 수 있는 관절 질환 중 하나가 '강직성 척추염'이다. 일반인에게 있어서 강직성 척추염의 발병률은 0.1%로 낮은 반면 강직성 척추염을 가진 환자의 자녀에게서는 10%의 확률로 발병하는 병이다. 아침에 일어나서 유난히 허리가 뻣뻣한 통증을 느끼는 현상이 지속되는 것이 초기 증상이다. 허리 통증으로 일반 병원을 다니고 있는데 증상이 안 좋아지고 뻣뻣함이 유독 심하다면 강직성 척추염을 의심하여 척추 전공 정형외과 의사에게 진료를 받는 것이 좋겠다.

강직성 척추염은 척추 인대가 뼈로 변하면서 척추뼈들이 서로 붙어 대나무처럼 굳는 대표적인 염증성 관절염으로 등과 허리의 통증과 뻣뻣함을 유발한다. 진단은 앞서 말한 척추뼈가 붙어가는 방사선 사진, 골반뼈인 천장관절의 관절염, 가족력, 피검 사상 관련 유전자인 HLA−B27 양성 소견 등이 있을 때 전문의에 의해 진단할 수 있다. 정확한 원인은 잘 알려져 있지 않으나 어느 정도 유전적 경향이 있을 거라 예상되고 있다.

강직성 척추염은 10~20대 젊은 남자에게서 많이 나타나고 45세 이후에 발병하는 경우는 드물다. 여성의 발병률은 남성의 1/3에 불과하나 여성이라고 해도 가족 중 강직성 척추염 환자가 없다고 강직성 척추염을 진단에서 완전히 배제하면 안 된다. 최근에는 목 디스크나 허리 디스크도 젊은 연령층에 빈번하게 나타나면서 강직성 척추염을 단순한 디스크 병으로 오해하는 경우가 있어 주의가 필요하다.

초기에는 허리와 고관절의 통증과 뻣뻣함이 수개월에 걸쳐 서서히 나타난다. 시간이 경과함에 따라 통증과 뻣뻣함이 등 또는 목까지 진행하며, 결국에는 척추 전체가 변형돼 목이나 허리가 굽거나 관절이 움직이지 않게 된다. 목이 아래를 향한 상태에서 굳었을 경우 평생을 환자 눈높이보다 아래 부위만 보고 살아야 하는 경우도 생길 수 있다. 관절염 이외의 증상으로는 발열이나 식욕감퇴, 피로감 등의 전신증상과 눈, 폐, 심장, 전립선 등의 다른 장기에 손상을 일으키기도 한다.

일반적인 요통과의 감별점은 운동을 하고 나면 통증이 더 좋아지는 것이다. 쉬고 나면 증상이 더 심해져 한밤중에 통증으로 인해 잠에서 깨는 경우도 있다. 활동을 하면 통증이 나아지기 때문에 단순 운동 부족이나 잘못된 자세 등을 원인으로 생각해 병을 방치하는 경우도 있다.

강직성 척추염이 의심된다면 전문의를 찾아 정확한 진단을 받고 적극적으로 치료하는 것이 바람직하다. 관절은 일단 변형이 시작되면 회복이 불가능하므로 늦기 전에 지속적인 관절 운동을 해주는 것이 매우 중요하다.

치료는 통증과 뻣뻣함을 감소시키고 변형을 예방하여 최대한 정상적인 생활을 유지하도록 하는 데 있다. 우선 바른 자세를 유지하여 관절이 이상한 모양으로 굳는 것을 방지하는 것이 중요하다. 관절의 유연성을 유지하는 데 도움이 되는 체조와 스트레칭을 하는 것도 좋다. 규칙적인 유산소 운동이나 수영을 통해 척추의 변형을 방지하는 것이 좋고, 통증이 심할 경우 따뜻한 물로 샤워를 해서 근육을 이완시킨 후 운동을 시작하면 도움이 된다.

약물 치료로는 완치를 기대할 수 없지만 통증과 뻣뻣함을 감소시켜 운동과 자세 유지에 도움이 된다. 정면을 바로 주시할 수 없을 정도로 심하게 척추가 휘어져버린 경우나 관절의 변형으로 장애가 심한 경우 교정을 위해 척추뼈에 실금을 만들어 각도를 교정해주는 척추 교정 수술을 시행한다. 척추뼈가 한 덩어리로 굳어 있기 때문에 외상 후 허리 골절이 잘 생길 수 있으며 정상인에 비해 골유합이 어렵기에 경험이 많은 척추 전문의에 의한 단단한 고정 수술이 필요하다. 고관절에 관절염이 발생하는 경우도 많아서 고관절 인공관절 치환술이 필요한 경우도 있다.

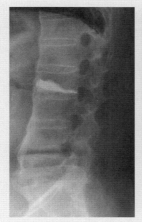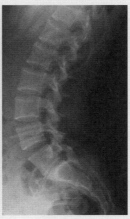

강직성 척추염과 정상 허리 엑스레이 비교

왼쪽이 강직성 척추염 환자 사진으로 척추뼈들이 붙어 있다. 우측은 정상 허리 방사선 사진으로 허리 곡선이 잘 유지되어 있고 뼈들이 붙어 있지 않다.

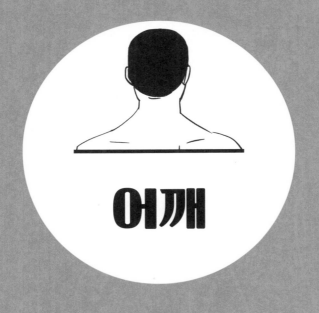

어깨

1. 어깨 관절

어깨 관절은 상완골과 견갑골이 관절을 이루는 절구관절Ball-and-socket joint의 모양을 가지고 있습니다. 아래 그림에서 보이는 것처럼 구 안에 공 모양의 뼈가 움직여서 360도의 움직임이 가능합니다. 어깨 관절과 비슷한 형태를 띠는 관절은 고관절이 있습니다.

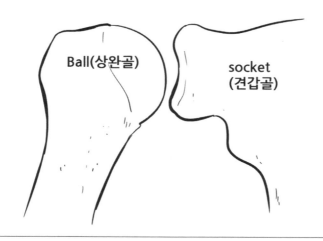

어깨 관절
어깨는 상완골과 견갑골로 이루어져 있다.

그림에는 보이지 않는 쇄골뼈도 어깨관절을 이루는 뼈입니다. 상완골과 쇄골뼈 사이에서 팔을 드는 역할을 하는 근육이 있습니다. 이를 회전근이라 부릅니다.

어깨는 체중부하를 하지 않기 때문에 관절염이 잘 발생하지 않습니다. 다만 머리 위로 팔을 들어 공을 던지는 동작을 자주 하면 회전근의 충돌로 인해 염증이 발생하고 근육이 손상될 수 있습니다.

2. 이두박건염

이두박근은 우리가 흔히 '알통'이라 부르는 팔의 근육입니다. 뽀빠이의 상징인 근육이 바로 이두박근입니다. 이두박근이 뼈로 붙으면서 근육이 힘줄로 변하는 부위를 이두박건이라 합니다. 이두박건은 상완골 앞 부위를 지나갑니다. 주로 푸시업이라 알려진 팔굽혀펴기나 역기를 드는 벤치프레스 등을 많이 하고 난 후 앞쪽 어깨에 염증 및 통증이 생깁니다. 이두박건에 염증이 생겼다고 해서 '이두박건염'이라 부릅니다.

이두박건염은 힘줄이 뼈 위에서 움직이면서 염증이 생기고 어깨를 움직일 때 어깨 앞쪽에 통증이 발생합니다.

이두박건염 치료

이두박건염의 치료는 무리가 된 어깨를 잘 쉬는 게 중요합니다. 그리고 염증을 가라앉히기 위해 소염제를 먹고, 파스를 붙이거나 온찜질 등을 하는 것이 좋습니다. 이렇게 해서 급성기 통증이 가라앉으면 어깨 재활 운동을 시작합니다. 팔을 앞으로 뻗어서 하는 푸시업, 누워서 역기 들기 등은 피합니다. 어깨 운동을 하면서 이두박건 부위에 통증이 오면 운동을 멈추거나 줄여야 합니다.

증상이 심하다면 이두박건에 주사를 맞는 것이 통증을 빨리 효과적으로 줄일 수 있습니다.

이두박건염 진단

팔을 들 때 어깨 앞쪽 통증, 가만히 있는데도 어깨 앞쪽의 통증이 있으면 이두박건염을 의심해봅니다. 다음의 그림처럼 어깨 앞쪽에 손가락을 대고 아픈 팔의 전완부를 좌우로 흔들면 힘줄의 움직임이 느껴집니다. 이곳을 눌렀을 때 통증이 있으면 이두박건염을 진단할 수 있습니다.

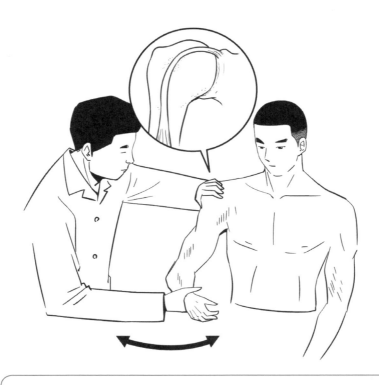

이두박건염 진단법

검사자는 우측 손으로 환자의 팔을 양옆으로 움직이고 왼손으로는 이두박건이 위치하는 어깨 앞쪽에 손을 댄다. 이때 움직이는 힘줄이 이두박건이다.

이두박건염

상지 운동을 하며 몸을 키울 때 가장 큰 문제는 과한 무게를 들 때 발생하는 어깨 통증입니다. 피트니스 후 발생할 수 있는 어깨 질환들에 대해 살펴보겠습니다.

운동과 관련된 어깨 통증의 가장 흔한 원인은 이두박건염입니다. 뽀빠이의 두꺼운 이두박근의 끝은 힘줄(건)로 바뀌면서 상완골두를 지나 견갑골에 부착하게 됩니다. 상완골은 어깨 팔 뼈로 이 뼈의 머리 부분에 홈이 있는데 이두박근의 힘줄이 여기에 놓이게 됩니다. 열심히 운동을 하면 이두박건이 수축이완 운동을 하며 뼈에 쓸리게 됩니다. 뼈에 쓸려 이두박건이 해지게 되면 이로 인해 통증과 함께 염증이 발생하는데, 이것이 바로 이두박건염입니다. 이두박건염의 진단은 팔꿈치를 90도 굽힌 상태에서 좌우로 돌리면서 만져지는 힘줄이 이두박건이고, 이곳을 눌러서 통증이 있거나 근육 운동을 할 때 이 부위가 아프면 이두박건염으로 진단할 수 있습니다.

그렇다면 치료는 어떻게 해야 할까요? 정답은 간단하게도, 쓰지 않아야 한다는 것입니다. 퍼스널 트레이너도 고용하고 헬스클럽 월 회비까지 꼬박꼬박 내면서 근육을 키우기 위해 노력했는데 쉬라니 답답할 노릇일 겁니다. 하지만 이두박건염 자체가 움직임으로 인해 힘줄이 쏠려서 해지고 주변에 염증이 생기는 상태이기에 어쩔 수 없습니다. 자갈밭에 손이 쏠려서 피부가 다 까지면 의사는 연고 등으로 치료를 열심히 하고 있는데 다시 자갈밭에 긁고 와서 또 아프다 하는 것과 같은 상황입니다.

하지만 무작정 쉬라는 것은 아닙니다. 이두박건염도 정도에 따라 치료법이 다릅니다. 처음 느끼는 통증이라면 3일 정도 운동을 쉬고 진통소염제를 먹습니다. 소염, 즉 염증을 가라앉혀 주는 약이니 치료제로 봐도 무방합니다. 이후 통증이 사라지면 다시 운동을 하되 가벼운 무게 즉, 통증을 느끼지 않는 무게부터 시작을 하고 코치에게 자세가 잘못되지는 않았는지 교정을 받는 것이 중요합니다.

이렇게 했는데도 계속 아프다면 피트니스 운동에 적합하지 않은 어깨로 봐야 합니다. 통증이 약으로도 조절이 안 된다면 스테로이드 주사 치료를 시행해볼 수 있습니다. 스테로이드는 강력한 항염증제로 통증 및 염증 감소에는 효과가 좋지만 힘줄이 끊어지거나 약해지고 피부색이 변하는 등의 부작용이 있을 수 있어 딱 한 번 정도 고려해볼 수 있습니다. 초음파, 온열 치료 등의 물리치료도 도움이 됩니다.

어깨 앞부분이 아픈 게 아니라 역기 들기(벤치프레스)를 할 때 관절 안에서 뭔가 '뚝뚝' 걸리는 느낌이 나면서 통증이 있을 수 있습니다. 이두박건이 관절 안으로 들어와 관절와순이라 부르는 연골에 붙습니다. 이두박건이 관절와순을 당기면서 찢어지는 경우가 있습니다. 관절와순 파열은 조영제 MRI 촬영을 하여 진단할 수 있습니다. 이전에는 찢어진 관절와순을 봉합하는 수술을 했으나 요즘은 수술은 가급적 안 하는 추세입니다.

근육 운동은 점진적으로 제대로 된 자세로 하는 게 중요하며 어떤 운동이든지 하고 나서 통증이 남는다면 본인에게 무리가 되거나 맞지 않는 운동입니다. 멋진 근육도 중요하지만 관절은 한번 상하면 회복되지 않으므로 아껴 써야 합니다.

3. 오십견

어깨에 나타나는 가장 흔한 질환은 오십견입니다. 50세에 흔히 발생한다고 해서 오십견이라 불리는데 정확한 병명은 유착성관절낭염입니다. 어깨는 두 달 정도만 운동을 안 해도 굳어버리는데 안 움직이게 한 원인이 있기 마련입니다. ▲석회 ▲염증 ▲회전근(힘줄) 파열 등 어깨의 통증을 일으키는 병들이 오십견의 원인이 됩니다. 이밖에도 목 디스크로 인해 어깨, 팔의 운동을 하지 못하게 되는 것도 오십견의 원인이 될 수 있습니다.

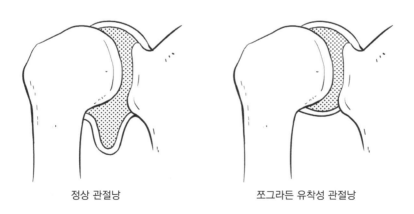

정상 관절낭   쪼그라든 유착성 관절낭

정상 어깨와 오십견 어깨
관절낭이 넉넉한 정상 어깨에 비해 오십견의 관절낭은 쪼그라들어 있다.

오십견의 주증상은 어깨가 자연스럽게 안 돌아가는 운동 범위의 제한이 있는 것입니다. 움직일 때, 밤에 잘 때 통증도 오십견의 증상입니다.

어깨 운동 각도

어깨에는 세 가지 운동 각도가 있는데 이의 제한이 있는 것이 오십견의 증상입니다. 세 가지 운동 각도는 ▲위로 들기 ▲바깥으로 돌리기 ▲뒤로 돌리기가 있습니다. 세 가지 다 안 좋을 수도 있고, 한 가지만 안 좋을 수도 있습니다. 보통 석 달 정도 열심히 운동을 해야 완치가 되는데 안 되는 부분을 더 중점적으로 하는 게 좋습니다. 이를 통해 최종적으로는 모든 각도가 다 정상이 되도록 하는 것이 목표입니다. 운동시 통증을 이겨내면서 어깨를 찢어야 하기 때문에 진통소염제를 먹거나 온찜질, 뜨거운 물에 목욕을 하고 운동을 하면 더 효과를 볼 수 있습니다.

어깨 운동 각도는 안 아픈 정상 어깨와 비교해보면 부족한 정도를 쉽게 알 수 있습니다.

위로 들기

팔을 앞으로 하여 위로 들도록 합니다. 팔을 들었을 때 어깨가 귀까지 편안하게 닿는 것이 정상 운동 범위입니다.

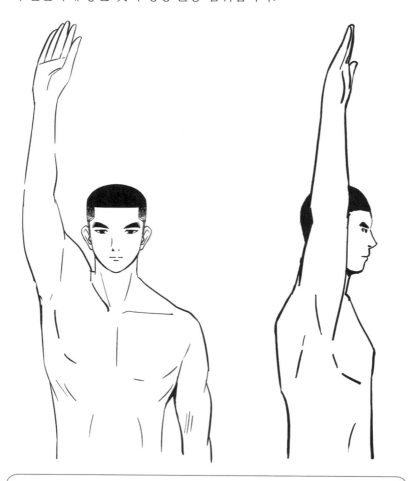

위로 들기
팔을 들었을 때 팔이 귀에 편안히 닿아야 한다.

바깥으로 돌리기

바깥으로 돌리기는 외회전이라고도 부릅니다. 팔꿈치를 90도로 만든 후 몸통에 붙입니다. 앞으로 향한 팔을 바깥으로 돌리면서 어디까지 편안하게 돌릴 수 있는지 확인합니다. 반대쪽 정상 팔과 비교해보면 얼마나 부족한지 알 수 있습니다.

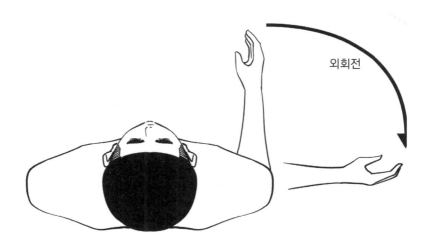

외회전

바깥으로 돌리기
사람을 위에서 아래로 내려다본 모습. 팔꿈치를 90도 구부리고 팔이 앞으로 향한 상태에서 얼마나 바깥으로 돌릴 수 있는지 본다.

안으로 돌리기

안으로 돌리기는 내회전이라고도 부릅니다. 열중쉬어 자세를 취한다 생각하면 됩니다. 엄지손가락이 등의 어디까지 올라가는지 확인합니다.

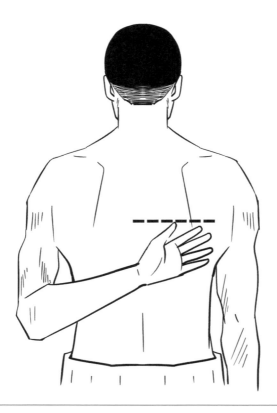

안으로 돌리기
열중쉬어 자세로 엄지손가락의 높이가 어느 정도인지 건강한 팔과 비교해본다.

4. 오십견 재활 - 기본 스트레칭

오십견의 재활 운동법도 기본운동과 각 운동 각도별로 특화된 운동법이 있습니다. 이번 장에서는 기본 운동법부터 살펴보겠습니다.

추 돌리기 스트레칭

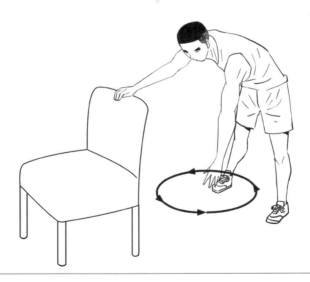

추 돌리기 스트레칭
허리를 굽히고 의자나 책상 등을 잡은 채 원을 그리듯이 팔을 돌린다.
처음에는 원의 크기를 작게 하다가 점차 크게 돌린다.

오십견 재활 운동을 시작할 때 하는 스트레칭입니다. 어깨 회전근 봉합술을 하고 나면 팔을 보호대에 고정하고 약 한 달간 움직이지 못하게 하는데 앞의 추 돌리기 운동은 고정기간에 해도 되는 스트레칭입니다.

어깨 회전 운동

공원에 많이 있는 어깨 회전 운동기구를 이용합니다. 꽤 효과적인 운동기구로 오십견이 왔을 때 치료용으로도 괜찮고 오십견을 예방하기에도 좋습니다. 원형으로 된 기구의 손잡이를 잡고 팔을 돌려 어깨를 스트레칭합니다.

오십견은 두 달만 어깨 스트레칭을 게을리해도 어깨가 굳어버립니다. 대부분의 어르신들이 오십견을 한 번씩은 앓고 지나가게 되는데 병에 걸린 다음 고치지 말고 미리 예방하는 것이 현명한 방법입니다.

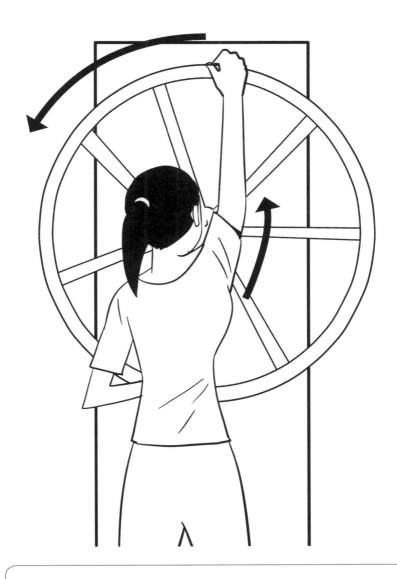

어깨 회전 운동
오십견이 있는 팔로 기구를 잡고 어깨를 찢는 느낌으로 스트레칭한다.

5. 오십견 재활 - 특화 스트레칭

이번 장에서는 오십견의 각도별 특화 스트레칭에 대해 알아보겠습니다. 특화 스트레칭을 개인별 부족한 각도 위주로 해주면 효과적입니다. 안 되는 부분을 더 중점적으로 운동하여 최종적으로는 모든 각도가 다 정상이 되도록 합니다. 진통소염제를 먹거나 온찜질, 뜨거운 물에 목욕을 하고 운동을 하면 더 효과적입니다.

다음에 소개할 운동들은 어깨 회전근 봉합술 후 한 달이 지나면 보조기를 제거하고 시작하는 운동법입니다. 수술 후에 해도 되고 단순 오십견 치료 및 예방에도 효과적인 운동법입니다.

오십견 스트레칭의 핵심

오십견 스트레칭의 핵심은 어느 정도 통증이 느껴질 때까지 어깨를 찢는 것입니다. 그래야 다음 날 그만큼 향상된 각도에서 시작을 하고 어깨 움직임이 좋아질 수 있습니다. 안 아프게 스트레칭해서는 각도의 발전이 없습니다.

위로 들기: 도르래 운동

어깨 도르래 기구는 보조기 매장이나 인터넷에서 구매 가능합니다. 우측 어깨가 아프다면 최대한 올라가도록 지그시 왼쪽 손으로 당겨 줍니다. 어느 정도 통증이 느껴져야 운동 범위가 늘어납니다. 오십견 스트레칭은 뻐근한 정도의 통증이 있고 어제보다는 팔을 더 많이 올려야 발전이 있습니다.

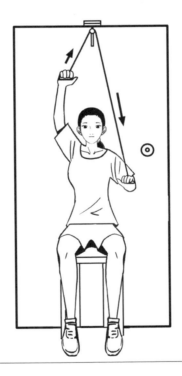

도르래 운동
방문 등에 도르래를 고정하고 의자에 앉아서 반대편 팔을 이용해 오십견이 있는 어깨를 찢어준다.

위로 들기: 벽 타고 오르기

몸을 벽에 밀착시키고 손가락을 구부리며 벽을 타고 올라가면서 겨드랑이를 최대한 벽에 밀착시킵니다. 손가락으로 벽을 잡는다 생각하고 마찰을 이용하여 손을 구부렸다 펴면서 계속 높은 곳으로 향하게 합니다. 손이 올라가니 어깨도 벌어지고 겨드랑이가 벽에 닿게끔하는 게 목표가 됩니다.

도와줄 사람이 있다면 뒤에서 어깨를 밀어주어 벽에 겨드랑이가 닿도록 하면 더 효과적입니다.

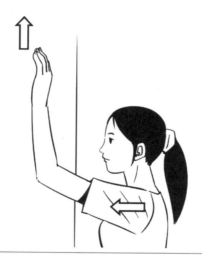

벽 타고 오르기
손을 벽에 대고 지렁이가 벽타고 올라가듯 손가락으로 당기면서 어깨를 위로 찢는다. 손가락 힘을 이용해 팔을 올리면서 겨드랑이를 벽에 최대한 밀착시킨다.

위로 들기: 어깨 찢기

책상이나 의자, 벽 등에 손을 놓고 허리를 구부려 어깨를 찢습니다.
통증이 있더라도 지그시 늘려줘야 어깨 운동 범위가 늘어납니다.

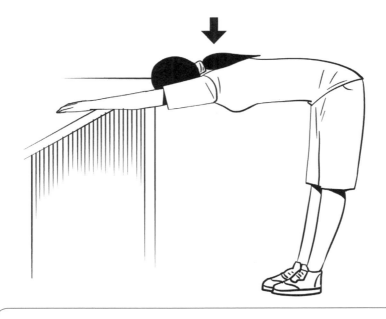

어깨 찢기
어깨 앞쪽이 늘어나도록 지그시 몸을 눌러준다. 혼자 하기 어렵다면 도
와주는 사람이 어깨를 눌러주는 것도 좋다.

비슷한 운동법으로 철봉에 매달리면서 체중으로 어깨를 스트레칭하
는 방법이 있습니다. 손으로 낮은 철봉을 잡고 무릎을 구부려서 몸의
체중을 이용하여 어깨를 찢는 운동법입니다. 위로 들기가 거의 다 되
든데 각도가 조금 부족할 때 이 방법을 사용하면 효과적입니다.

바깥으로 돌리기: 막대로 밀기

일반 막대를 잡아도 되지만 STK 기구 중 하나인 T 자 모양 막대를 사용하는 게 좋습니다. 우측 어깨가 아프다면 우측 팔꿈치를 몸에 붙이고 반대쪽 손으로 지그시 최대한 밀어줍니다. 팔꿈치를 몸에 붙이는 게 중요하고 몸 앞으로 향한 팔이 바깥으로 회전하면서 어깨 관절이 스트레칭되는 것을 느낄 수 있습니다. 앞 장의 '오십견과 운동 각도'에서 '바깥으로 돌리기'를 읽어보면 운동법을 더 잘 이해할 수 있습니다.

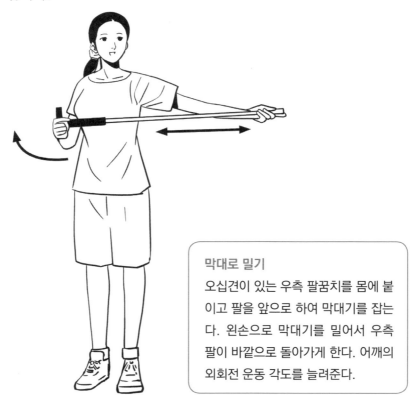

막대로 밀기
오십견이 있는 우측 팔꿈치를 몸에 붙이고 팔을 앞으로 하여 막대기를 잡는다. 왼손으로 막대기를 밀어서 우측 팔이 바깥으로 돌아가게 한다. 어깨의 외회전 운동 각도를 늘려준다.

바깥으로 돌리기: 벽에 대고 어깨 찢기

팔을 지면과 평행하게 벽에 올립니다. 몸을 반대방향으로 돌리면서 벽에 밀착시킵니다. 어깨가 스트레칭되는 것을 느낍니다.

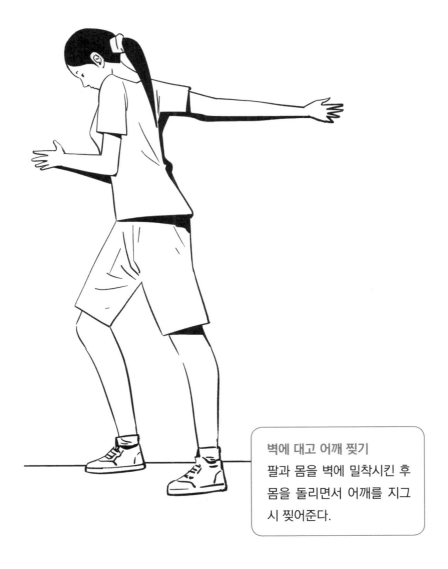

벽에 대고 어깨 찢기
팔과 몸을 벽에 밀착시킨 후 몸을 돌리면서 어깨를 지그시 찢어준다.

뒤로 돌리기: 수건 운동

양손으로 수건을 잡고 때 미는 동작을 취합니다. 뒤로 돌리기가 안되는 팔로 수건의 아래쪽을 잡고 반대쪽 팔로 지그시 최대한 위로 당겨줍니다. T 자 모양 막대기를 사용해서 잡아당겨도 좋습니다.

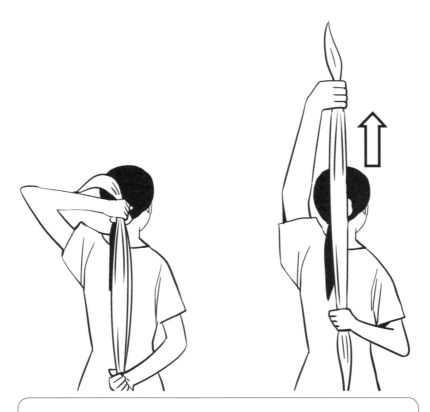

수건 운동
우측 어깨에 오십견이 있을 경우 우측 팔을 뒤로 돌려서 수건의 아래쪽을 잡는다. 왼쪽 손으로 수건 위를 잡고 당겨서 우측 손이 달려 올라오도록 한다.

뒤로 돌리기: 정상 운동 범위 확인

운동을 효과적으로 하려면 현재의 상태를 정확하게 파악하는 게 중요합니다. 앞 장의 '오십견과 운동 각도'에서 정상 각도를 아는 방법을 기술했습니다. 뒤로 돌리기 각도는 열중쉬어 자세를 취했을 때 엄지손가락의 위치로 알 수 있습니다. 운동 범위의 제한이 있는지는 안 아픈 어깨 쪽의 관절 운동 범위를 확인해보면 됩니다. 오십견이 심한 경우에는 팔을 엉덩이 뒤로도 위치시키지 못할 수 있습니다.

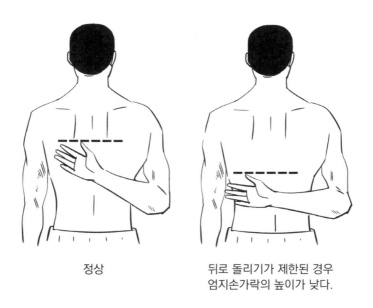

정상

뒤로 돌리기가 제한된 경우
엄지손가락의 높이가 낮다.

뒤로 돌리기 각도가 부족한 경우
아프지 않은 정상 팔의 엄지손가락이 어디까지 올라가는지 파악한다. 아픈 어깨의 뒤로 돌리기가 얼마나 부족한지 알 수 있다.

6. 오십견의 병원 치료

온찜질, 진통소염제, 주사 치료 등을 병행하면 통증을 줄일 수 있고 운동 효과도 더 좋습니다. 혼자서 운동을 하는 것이 어렵고 진전이 없다면 병원에서 물리치료사와 같이 하는 도수치료 및 어깨 재활 치료가 효과적입니다. 부족한 각도와 범위를 확인하고 물리치료사가 굳어 있는 어깨 근육을 달래가면서 지그시 어깨를 찢어주는 수동적 스트레칭이 효과적입니다.

위와 같은 스트레칭을 약 두 달간 했는데도 ▲운동 범위의 증가가 없는 경우 ▲팔을 여전히 어깨 위로 올리지 못하는 경우 ▲통증이 너무 심해 괴로운 경우에는 관절경 수술을 택할 수 있습니다.

관절경 수술 말고 수면 마취 등을 한 상태에서 어깨 관절을 수동적으로 스트레칭하는 방법도 있습니다. 하지만 간혹 고령, 골다공증이 있는 환자에게서 어깨뼈가 부러지는 합병증이 발생할 수 있으므로 주의해야 합니다.

앞에서 말한 골절 같은 합병증을 줄인 방법이 관절경을 사용한 수술입니다. 수술을 하면 전신 마취나 어깨 관절 마취를 한 후 관절경으로 굳어 있는 어깨 관절막을 찢어줍니다. 이처럼 수술을 하고 나면 몇 달을 운동해도 좋아지지 않던 팔 들기가 그날 저녁에 바로 가능해집니다. 수술 당일 통증만 견디면 오십견이 감쪽같이 좋아지는, 만족도가 높은 수술법입니다. 어깨 근육 봉합술처럼 보조기로 어깨를 고정할 필요 없이 팔을 마음대로 바로 써도 되는 수술입니다.

오십견

나이 오십이 되면 생긴다고 하여 오십견이라 불리는 이 질환은 정형외과 질환 가운데 일반인들에게 '관절염'과 함께 가장 익숙한 이름이라 할 수 있다. 우리 어깨는 구상관절ball and socket joint 이라 하여 다른 관절보다 움직임의 범위가 많지만 무릎처럼 몸무게를 떠받치는 구조는 아니기에 관절염이 심하게 발생하지는 않는다.

하지만 관절 운동 범위가 부족해지면 옷을 갈아입거나 머리를 빗는 등 간단한 일상생활조차 힘이 들 정도로 통증이 느껴지므로 삶의 질은 떨어질 수밖에 없다.

오십견의 학문적 명칭은 '유착성관절낭염'이다. 즉, 어깨가 굳었다는 의미로 어깨 주변의 관절막이 쪼그라들고 딱딱해져서 이전처럼 어깨가 자유롭게 움직여지지 않게 된다.

오십견의 원인이 되는 질병으로는 어깨에 염증이 생기는 견봉하점액낭염, 회전근개 파열, 석회화 건염 등이 있으며, 목 디스크 또한 그 원인이 된다. 오십견의 원인은 다양하지만 그 본질적인 이유는 간단히 하나다.

어깨에 통증을 느껴서 어깨를 움직이지 않다 보니 어깨가 굳어 버리게 되는 것으로 어떻게 보면 질병의 악순환이라고 할 수 있다. 그렇다면 치료법은 무엇이 있을까?

치료는 의외로 간단하다. 어깨를 다시 움직여주기만 하면 된다. 특히 움직여지지 않는 방향을 더 중점적으로, 소위 어깨를 찢는 스트레칭을 하면 더 좋을 것이다. 물론 이런 병이 생기지 않도록 평상시에 어깨 스트레칭을 자주 해주는 것이 제일 중요하다. 혼자서 운동을 하기에 너무 힘들다면 병원을 이용해보는 것도 좋은 방법 중 하나다.

물리치료사가 어깨를 수동적으로 스트레칭해주는 도수치료가 효과적인데, 만약 통증이 심하다면 약을 먹거나 관절 주사를 맞고 통증을 조절하면서 운동을 해도 좋다.

1~2개월 열심히 치료를 했는데도 불구하고 어깨 운동 범위가 늘어나지 않거나 재활 치료가 힘겨운 경우에는 수술 치료법도 시행할 수 있다. 관절경을 이용하여 굳어져 있는 관절막을 찢어주는 수술을 하게 되는데, 수술 다음 날 힘겨운 재활 운동 없이도 어깨가 쭉 올라오는 신기한 경험을 하게 될 것이다.

오십견의 자가 진단을 위해서는 어깨 운동 범위를 크게 세 가지 방향으로 해보면 된다. 첫째, 위로 들기 둘째, 바깥으로 돌리기 셋째, 뒤로 돌리기이다. 자가 진단을 통해 질환이 의심될 경우,

간단하게 할 수 있는 운동법으로는 위로 들기나 철봉 매달리기, 책상이나 벽에 대고 어깨를 찢는 운동을 하는 것이 좋으며 바깥으로 돌리기가 부족하다면 아픈 팔을 몸에 대고 봉을 잡은 채 반대쪽 손으로 밀어주는 스트레칭을 하는 것이 좋다.

뒤로 돌리기가 부족한 경우에는 수건을 사용해서 흔히 말하는 때밀이 동작으로 스트레칭을 해주면 좋다.

병은 걸리고 나서 고치는 게 아니라 예방을 해야 한다. 오십견 예방을 위해 지금 당장 어깨 스트레칭을 해보면 어떨까?

7. 관절와순 파열, 석회화 건염

관절와순 파열

관절와순은 상완골이 빠지지 않도록 안정성을 높여주는 연골입니다. 야구 선수처럼 팔을 머리 위로 올리는 동작을 반복하는 경우에 관절와순이 찢어질 수 있습니다. 팔을 위로 올릴 때 어깨에 통증이 있으면 의심해볼 수 있습니다. 진단은 MRI를 찍어서 확진합니다.

야구 선수라면 관절경으로 봉합술을 고려해볼 수 있는데 일반인은 통증이 심하지 않다면 꼭 수술이 필요하진 않습니다. 어깨 근력 강화 운동을 하는 것이 통증 완화에 도움이 됩니다.

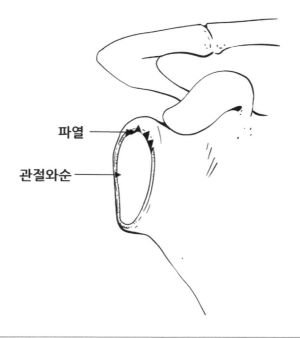

파열

관절와순

관절와순 파열

관절와순은 위 그림의 동그란 뼈를 감싸는 섬유 연골이다. 도톰하게 원형 전체를 감싸고 있어서 상완골의 안정성을 주어 어깨 관절의 탈구를 막는 구조물이다. 어깨를 많이 쓰는 경우 관절와순이 마모되고 찢어질 수 있다. 그림에는 없지만 이두박건이 관절와순의 12시 방향에 붙는다. 이두박건이 관절와순을 당겨서 찢어지는 경우도 있다.

어깨 탈구

어깨가 빠지는 일은 넘어지거나 다치는 경우에 발생합니다. 상완골이 견갑골에서 빠지면서 관절와순도 찢어지게 됩니다. 처음 빠졌을 때는 병원에서 빠진 어깨를 제자리로 맞춰야 합니다. 어깨가 제대로 맞춰지지 않았다면 통증도 심하고 팔을 올릴 수 없습니다. 엑스레이를 찍고 골절이 없는지 확인한 후 어깨를 맞춥니다. 엎드린 상태에서 무거운 추를 잡고 있게 하여 자연적으로 들어가게 하는 방법이 있고 두 명이서 팔을 잡아당겨 어깨를 맞출 수도 있습니다. 이후에 팔걸이를 착용하고 MRI를 찍어 근육, 뼈, 관절와순 손상 정도를 확인합니다. 약 3주 후부터 어깨 재활 운동을 시작합니다.

관절와순 및 뼈 손상이 심하여 어깨 탈구가 재발하는 경우가 많이 있습니다. 손을 짚고 넘어지는 경우, 팔을 위로 크게 올린 경우나 일상적인 생활에서도 빠지는 일이 재발합니다. 어떤 사람은 혼자서도 어깨를 넣을 수 있게 됩니다. 하지만 이렇게 탈구가 자주 반복되면 관절이 상하고, 일상생활에 지장이 있기에 수술을 합니다. 관절경으로 찢어진 관절와순을 다시 재건해주어 어깨가 빠지지 않도록 합니다.

다치는 외상이 아니어도 몸의 유연성이 높아서 어깨가 반 정도 빠지는 사람도 있습니다. 몸의 유연성이 높은지는 엄지손가락을 뒤로 젖혀서 팔에 가까이 닿는지 보는 방법이 있습니다.

석회화 건염

석회화 건염은 급성 염증기에 아주 심한 통증을 유발합니다. 출산의 고통과 비교할 정도로 통증이 심한 경우도 있습니다. 석회질은 치약같이 생겼는데 특별한 이유 없이 근육에 쌓입니다. 이는 엑스레이로 확인이 가능합니다. 통증이 없다면 치료가 필요 없지만 통증이 심하다면 염증이 가라앉도록 소염제를 먼저 먹어봅니다. 계속 아프다면 어깨 주사를 시도합니다. 통증이 좋아진다면 체외충격파 치료를 병행할 수 있습니다. 어깨에 염증이 생기면 통증으로 어깨를 안 움직이고 그 후유증으로 관절 운동 범위가 제한되는 오십견이 생길 수 있습니다. 약물 치료를 하면서 오십견 재활 스트레칭과 체외충격파 치료를 받습니다.

이러한 치료에도 통증이 줄어들지 않고 너무 아프다면 관절경으로 근육에 침착되어 있는 석회 덩어리를 제거하는 수술을 합니다. 관절경 수술은 구멍을 뚫어서 하는 간단한 수술입니다.

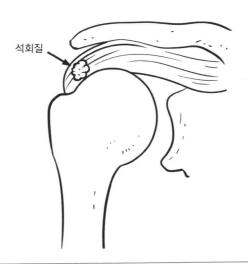

석회질

석회화 건염
어깨 근육 안에 석회 덩어리가 보인다.

8. 충돌증후군, 어깨 근육 파열

어깨 통증으로 진료받는 환자 수가 몇 년 사이 급증하고 있습니다. 어깨 통증의 흔한 원인 중 하나는 '충돌증후군'입니다. 팔을 들 때 상완골과 견봉, 두 뼈 사이에 근육이 끼면서 통증이 발생합니다. 어깨에 염증이 생기면서 통증이 발생합니다. 충돌이 심하면 근육이 해지면서 파열이 될 수도 있습니다. 근육을 싸고 있는 윤활막을 점액낭이라 하고 여기에 염증이 생기면 '점액낭염'이 됩니다.

점액낭염이나 충돌증후군의 치료로는 진통소염제 복용, 스테로이드 주사 등으로 염증을 줄입니다. 퇴행성 변화로 자라난 견봉 뼈를 갈아내는 관절경 수술인 '견봉성형술' 방법도 있습니다. 다만 수술이 꼭 필요한 경우는 많지 않습니다.

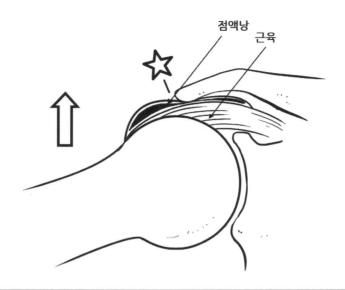

점액낭　근육

충돌증후군
팔을 들어올리는 과정에서 두 뼈 사이 공간이 퇴행성 변화로 좁아지면서
근육이 끼는 현상이 발생하고 통증이 생긴다.

팔을 들어올리는 여러 근육 중 충돌증후군에 의해 눌리는 근육 이름이 '회전근'입니다. 어깨 근육 파열의 증상으로는 아래 그림의 별 부위를 눌러서 통증이 있거나 팔을 올릴 때 충돌 증상 및 통증이 있을 수 있습니다. 근육 완전 파열일 경우에는 팔을 못 올리게 됩니다.

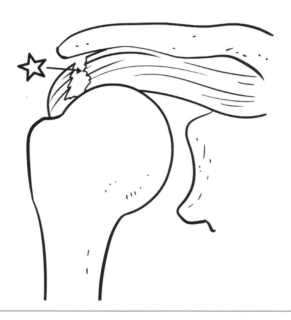

어깨 근육 파열
회전근이 찢어지고 통증이 발생한다. 별 부위의 피부를 눌러 통증이 발생하는지 본다.

어깨 근육 파열 진단 검사: 초음파, MRI

엑스레이는 뼈의 모양만 확인할 수 있습니다. 퇴행성관절염이 있는지, 뼈가 부러졌는지를 알 수 있습니다. 근육에 석회질이 있는지도 알 수 있습니다. 하지만 근육이 찢어졌는지 등은 알 수 없습니다.

근육 상태를 확인하기 위해서는 초음파나 MRI를 찍어야 합니다. 어깨에서 CT 검사는 효용성이 별로 없습니다.

초음파는 가격이 비교적 저렴한 게 장점이며 일차적으로 어깨 근육 파열이 있는지 알 수 있습니다. 하지만 초음파상 근육 파열이 의심되면 MRI를 찍어 정확히 확인 후 수술을 하게 됩니다.

MRI는 가격은 비싸지만 높은 정확도가 장점입니다. 회전근뿐 아니라 관절와순에 문제가 있는지 알 수 있습니다.

어깨 근육이 부분 파열로 보이는데 완전 파열인지 확실치 않을 때는 조영제를 넣어서 MRI를 촬영합니다. 관절 안으로 조영제를 넣은 후 근육이 완전히 파열된 경우에는 관절 밖으로 조영제가 퍼져 나간 것을 확인할 수 있습니다. 또한 조영제로 관절와순 파열의 모양도 정확히 알 수 있습니다.

어깨 근육 파열 수술

어깨 근육 파열 수술은 관절경을 이용합니다. 구멍을 뚫어서 끊어진 근육을 봉합하기에 수술 후 흉터가 작은 것이 장점입니다.

부분 파열인 경우, 통증이 심하지 않으면 수술을 안 하고 운동을 하면서 지켜볼 수 있습니다. 완전 파열인 경우에는 수술을 해야 합니다. 팔이 안 올라갈 수 있습니다. 찢어진 근육이 당겨 들어간 후 지방으로 변해서 추후 봉합이 어려워질 수 있습니다. 관절경을 이용하여 봉합술을 합니다.

수술 방법은 실이 달린 나사못을 뼈에 고정하고, 실을 끊어진 근육에 통과시켜 매듭을 지면 근육이 다시 뼈에 붙게 됩니다. 근육이 끊어진 지 오래되고 찢어진 부위가 너무 커서 제대로 봉합이 안 될 수도 있습니다. 이럴 경우 생체조직으로 덧대어 보강술을 해줍니다.

인공관절 수술을 해야 하는 경우도 있습니다. ▲팔을 못 들고 ▲근육 파열이 너무 심하고 ▲찢어진 근육이 당겨 들어가서 봉합술이 불가능하거나 ▲뼈에 관절염이 왔다면 인공관절 수술을 고려합니다.

어깨 수술 후 재활

어깨 근육 봉합 수술을 하면 한 달간 보조기를 착용해야 합니다. 근육을 뼈에다 꿰매놓은 상태에서 근육이 뼈에 아무는 데 한 달 정도 걸리고 이 기간 동안 움직임이 없도록 보조기를 착용합니다. 근육-뼈가 아무는 기간에 관절낭은 굳어버리고 유착성관절낭염, 즉 오십견이 발생합니다. 한 달간의 고정기간이 끝나면 굳어버린 어깨의 운동 범위를 회복하게끔 재활 운동을 해야 합니다.

굳어버린 관절이 빨리 정상적이 되게끔 책의 앞 장 '오십견 재활'을 참조하여 운동을 합니다. 두 달이면 80% 정도 운동 범위가 돌아오므로 나머지 각도가 좋아지도록 계속 노력합니다. 재활 운동을 시작한 지 한 달 후부터는 근력 강화 운동도 같이 병행해줍니다. 어깨 근력 강화 운동은 어깨 근육 파열뿐 아니라 관절와순 파열 같은 병의 치료, 재활에서 중요합니다. 어깨 근육이 건강해야 관절이 건강합니다. 견봉하점액낭염 등으로 어깨 통증이 있다가 소염제, 주사 등으로 통증이 좋아졌다면 어깨 통증이 재발되지 않도록 다음 장에 나올 어깨 근력 강화 운동을 해주면 좋습니다.

오십견 및 다른 어깨 질환의 예방을 위해서는 관절 운동 범위 회복 운동 및 근력 강화 운동을 수시로 해주어야 합니다. 어깨 운동은 20세 때부터 90세까지 계속 해야 합니다.

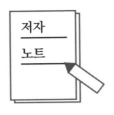

정형외과 여러 전공 중
삶의 질이 제일 좋은 건 어깨 전문의?

정형외과는 온몸의 뼈와 관절을 다루는 학문입니다. 저처럼 모든 분야를 다 하는 경우도 드물게 있지만 세부 전공을 정하는 의사가 더 많습니다. 이 책의 세부 제목들처럼 척추, 어깨, 수부, 고관절, 무릎, 족부 등 다양한 전공이 있습니다. 저의 친한 정형외과 동료 의사가 스스로에게 질문을 했다 합니다. "한 분야만 진료를 해서 충분한 수입이 보장된다 하면 어떤 파트를 하겠느냐?"에 대한 대답으로 어깨를 떠올렸다 합니다.

이유는 이렇습니다. 어깨 대부분의 수술은 관절경으로 합니다. 관절경은 수술을 하면서 물로 관절 안을 계속 씻어내기 때문에 감염이 거의 없습니다. 수술하는 모든 의사들의 가장 큰 스트레스는 감염입니다. 아무리 신경을 쓰고 조심을 해도 언젠가는 한 번씩 감염을 겪을 수밖에 없습니다. 특히나 인공관절 수술 후 감염은 더 무섭습니다. 일단 수술 후 감염이 된다면 의사, 환자 모두 괴로운 상황이 됩니다.

어깨 관절경 수술은 대부분 한 시간 내로 끝납니다. 척추 파트에는 다섯 시간 이상 걸리는 큰 수술도 있습니다. 어깨 수술은 비교적 체력적으로 힘이 많이 들지 않습니다. 어깨 회전근개 봉합술은 결과도 좋고, 오십견으로 수술하는 '관절 유리술'도 오랫동안 안 올라가던 어깨가 수술 후 바로 올라가니 환자 만족도가 매우 좋습니다.

어깨 관절은 무릎, 엉덩이 관절, 발목 관절처럼 체중부하 관절이 아닙니다. 체중부하 관절은 몸무게와 관련이 많습니다. 나이가 들면서 자연스레 진행되는 퇴행성 변화도 피할 수 없고요. 그러므로 수술이 아무리 잘되었어도 환자들이 통증을 호소하게 되는 경우가 많습니다. 무릎 관절경 수술도 간단하고 감염이 없지만 체중부하 관절이기 때문에 통증으로부터 100% 자유로울 수 없습니다. 수술 후 통증이 있다면 의사, 환자 모두 외래에서 즐겁지 않은 상황이 오고 이 또한 의사에게 스트레스가 됩니다. 반면 어깨 관절은 체중이 실리면서 관절염이 생기지 않기 때문에 비교적 통증이 없습니다.

어깨 근육 봉합술은 끊어져 있는 근육을 다시 이어주어 기능을 살려주는 '재생수술'입니다. 무조건 환자에게 득이 되는 상황인 거죠. 허리 디스크 제거술, 무릎 인공관절 치환술도 의사 판단하에 꼭 해야 되는 수술임에는 맞지만 환자는 '내 몸의 일부분을 제거한다'고 생각할 수 있습니다. 어깨 근육 파열이 있다면 환자에게 수술이 필요하고 본인에게 득이 된다고 쉽게 이해시킬 수 있습니다.

위와 같은 여러 이유로 어깨는 정형외과 의사에게 매력적인 분야입니다.

9. 어깨 근력 강화 운동

근력 강화 운동에 필요한 기구로 세라밴드theraband라는 고무줄을 준비하세요. 헬스장에서 하는 일반적인 어깨 강화 운동보다 어깨 병이 있는 환자들은 고무줄 운동부터 시작하는 것이 좋습니다. 노란색, 빨간색, 초록색 색깔별로 강도가 달라 운동은 약한 것(노란색)부터 시작해서 강한 것(초록색)으로 점진적으로 늘려야 근육이 발달됩니다. 회사별로 강도 및 색깔이 다를 수 있습니다.

고무줄을 이용한 운동이 쉬워지면 물통, 아령 등으로 바꿔서 운동을 합니다. 어깨 안쪽에는 회전근이라는 근육이 있고 바깥에는 삼각근이 있습니다. 삼각근은 겉에 만져지는 큰 근육으로 근력 운동을 통해 단련시킬 수 있습니다. 삼각근이 단련될수록 회전근에 무리도 덜 되어 어깨가 건강해집니다.

어깨 근력 강화 운동을 하면서 어깨 앞쪽에 통증이 생기는 이두박건염이 악화될 수 있습니다. 앞 장의 '이두박건염'을 참조하세요. 이두박건염이나 어깨에 염증이 생기지 않도록 약한 무게부터 점진적으로 무게를 올려 운동하는 게 중요합니다.

고무줄을 반대쪽 발로 밟아 고정한 후 팔을 위로 듭니다. 어깨 높이보다 약간 위로 든 다음 약 2초간 버티고 내려놓는 과정을 하루 10회, 3세트 반복합니다. 팔을 앞으로 향하게 하고 바깥으로 벌리면서 들어올리는 등 다양한 각도로 운동하면 어깨 근육에 다른 자극을 줄 수 있습니다.

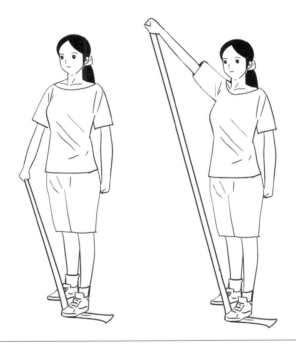

고무줄 어깨 근력 강화 운동
세라밴드를 발로 밟고 앞이나 옆 방향으로 머리 높이까지 들어올리고 2초 정도 버텼다가 팔을 내린다. 세라밴드를 고정하는 발은 어느 발이 되어도 관계없다.

아령 어깨 근육 강화 운동

어깨 근육 중 안쪽에 있는 근육을 '회전근', 바깥쪽에 만져지는 근육을 '삼각근'이라 합니다. 회전근이 파열되거나 약해진 경우에 삼각근을 강화해야 합니다. 가벼운 아령으로 시작해서 점차 무게를 늘려줍니다. 아령을 들고 왼쪽 그림처럼 팔은 지면에 평행하게, 팔꿈치는 90도 각도를 만들어줍니다. 이때 팔꿈치의 위치가 몸의 앞으로 향하지 않고 몸통과 일직선에 위치하도록 신경을 써주세요. 아령이 없다면 집에서 500㎖ 생수통을 들고 해도 됩니다. 허리에 무리가 간다면 의자에 앉아서 운동을 합니다. 팔을 내릴 때 숨을 들이 쉬고, 팔을 올릴 때 숨을 내쉽니다. 이를 하루 10회, 2세트 반복합니다.

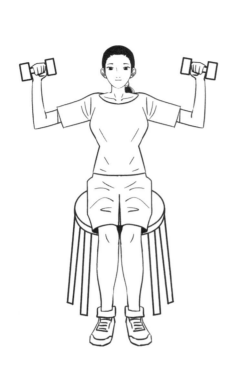
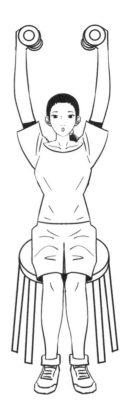

아령 근력 강화 운동

팔꿈치가 몸통과 같은 평면에 위치된 상태에서 앞뒤로 흔들리지 않으며
아령을 위로 올려준다. 다 올라왔을 때 아령의 위치는 손바닥이 마주 보
는 자세도 괜찮고 앞으로 향하는 것도 괜찮다.

고무줄을 문고리에 묶거나 문 사이에 넣고 닫아서 고정합니다. 팔꿈치를 몸에 붙이고 팔을 앞으로 향하게 한 상태에서 팔꿈치를 90도로 유지합니다. 팔을 바깥으로 돌리고 최대한 외회전한 상태에서 2초간 유지한 후 다시 원위치로 돌아옵니다. 이를 10회, 3세트 시행합니다.

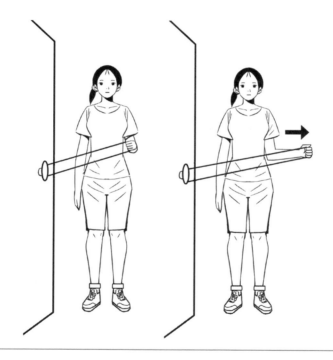

외회전 강화 운동
팔꿈치를 몸에 붙이고 팔을 앞으로 한 상태에서 바깥으로 최대한 돌리고 2초간 버틴 후 다시 돌아온다.

고무줄을 문고리에 묶거나 문 사이에 넣고 닫아서 고정합니다. 팔꿈치를 몸에 붙이고 팔이 앞에서 약간 바깥으로 향하게 한 후 팔꿈치를 90도로 유지합니다. 팔을 안쪽으로 돌리고 끝에서 2초간 유지한 다음 다시 원위치로 돌아옵니다. 이 운동을 10회, 3세트 시행합니다.

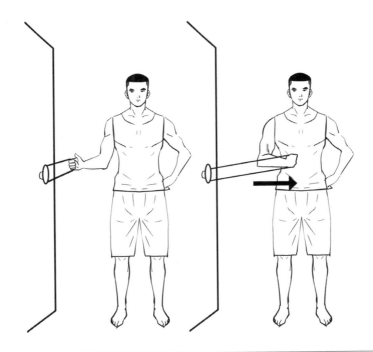

내회전 강화 운동
팔꿈치를 몸에 꼭 붙일 필요는 없지만 팔이 벌어지지 않도록 한다. 몸 안으로 고무줄을 당기고 2초간 유지 후 풀어준다.

10. 찌뿌둥한 몸을 풀기 좋은 스트레칭

버스나 비행기 탑승, 업무 등 오랫동안 한 자세로 있다가 어깨, 몸이 굳었을 때 몸을 풀기 위해 하면 좋은 스트레칭을 소개하겠습니다.

어깨 당기기

팔꿈치를 반대쪽 손으로 당기면서 어깨를 스트레칭해줍니다.

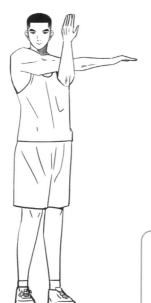

어깨 당기기
반대쪽 팔로 팔꿈치를 잡아서 몸 쪽으로 당겨준다. 어깨가 스트레칭된다.

스트레칭할 어깨를 반대쪽 손으로 잡고 당기면서 아래로 눌러줍니다. 이때 몸통을 같이 옆으로 구부리면 어깨, 몸통이 늘어나면서 스트레칭 효과가 더 좋습니다.

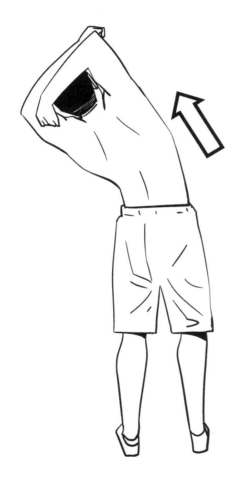

팔꿈치 잡고 당기기
스트레칭할 쪽 팔을 위로 들고 반대쪽 손으로 팔꿈치를 잡아서 당겨준다. 몸통을 기울이면 스트레칭 효과가 더 좋다.

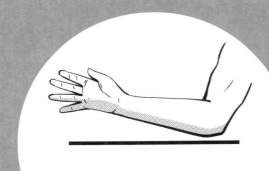

팔꿈치

1. 팔꿈치 구조 및 관절염

한문으로 주관절이라고 부릅니다. 팔꿈치는 3개의 뼈로 이루어져 있습니다. ▲상완골 ▲요골 ▲척골이 팔꿈치 관절을 이룹니다.

팔꿈치 관절은 구부리고 펴는 게 책처럼 움직이는 경첩hinge 관절입니다. 한 방향으로 180도 펴졌다 구부러집니다.

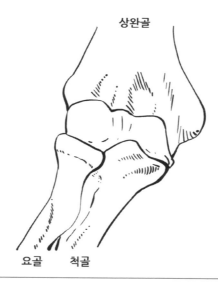

상완골

요골   척골

팔꿈치 관절
팔꿈치 관절은 3개의 뼈로 이루어져 있다.

팔꿈치 관절염

힘든 일을 오랫동안 많이 했거나 팔꿈치 뼈 탈구같이 다쳤던 경우 관절염이 발생합니다. 관절염의 증상으로는 ▲움직이면서 걸리는 느낌과 소리가 나고 ▲통증이 있으며 ▲팔꿈치 운동 범위의 제한이 옵니다.

팔꿈치 관절염으로 움직임의 제한이 왔을 때는 운동 범위 회복을 위한 재활에 신경을 써야 합니다. 구부러지고 펴지는 각도를 정상 관절과 비교해봅니다. 팔꿈치가 끝까지 안 접힌다면 반대쪽 손으로 잡고 지그시 구부려 눌러줍니다. 뻐근한 통증은 참으면서 운동합니다. 펴지는 게 안 된다면 팔꿈치를 책상 등에 올리고 반대쪽 손으로 펴는 운동을 합니다. 의자 팔걸이에 팔꿈치를 올린 후 아령 등 무게 있는 것을 손으로 드는 것도 팔꿈치를 펴는 데 도움이 됩니다. 혼자 운동하기 어렵다면 병원 물리치료사의 도움을 받는 것이 좋습니다.

운동 범위의 제한이 있을 때 재활 운동을 우선적으로 합니다. 하지만 일상생활에 지장이 많다면 수술을 고려합니다. 주로 세수할 때 얼굴에 손이 안 닿을 정도까지 병이 진행되었을 경우 수술을 합니다. 수술은 관절 움직임을 방해하는 자라난 뼈를 제거하고 굳어 있는 관절막을 터주어서 운동 범위가 좋아지게끔 합니다. 수술 직후부터 구부리고 펴는 재활 운동을 해주어 다시 관절이 굳지 않게 합니다.

2. 외상과염

손을 많이 쓰고 나면 팔꿈치 근육에 통증이 생길 수 있습니다. 팔꿈치 바깥쪽에 통증이 있으면 외상과염, 안쪽에 통증이 있으면 내상과염이라 합니다. '엘보우'라고도 불리는데 바깥쪽에 통증이 있을 때 '테니스 엘보우', 안쪽에 통증이 있을 때 '골퍼스 엘보우'라고 합니다. 이 병이 생기는 이유는 손을 움직이는 근육이 팔꿈치에 가 붙는데, 근육이 팔꿈치 뼈를 잡아당기면서 무리가 가고 염증이 생깁니다. 심한 경우 근육 부분 파열, 석회화 등의 변화가 나타나고 만성 통증이 됩니다.

손목, 손가락 근육에 힘을 많이 주거나, 반복적인 노동, 운동을 많이 하는 사람에게 발생합니다. 가장 좋은 치료는 휴식인데 실제로 손을 사용 안 하기 힘들기 때문에 재발하는 경우가 많고 만성 질환이 되기도 합니다.

외상과염, 내상과염이 있으면 쉬어야 하지만 스트레칭 및 근력 강화 운동은 해야 합니다. 염증이 있고 섬유화로 굳어진 근육을 늘려주고 다시 염증이 생기지 않도록 약해진 근육을 단련시켜야 합니다.

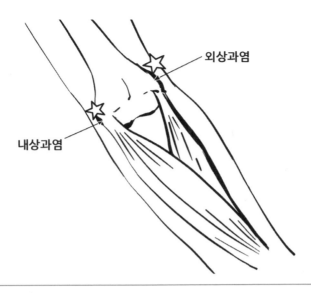

외상과염

내상과염

> **내상과염 및 외상과염**
> 팔꿈치 안쪽이 내상과염, 바깥쪽이 외상과염이다.

외상과염 스트레칭

테니스 백핸드를 칠 때 팔꿈치 바깥쪽에 통증이 오는 경우가 많아 '테니스 엘보우tennis elbow'라고 합니다. 바깥쪽에 붙는 근육은 손목을 들어주는 역할을 하므로 신전근이라 합니다. 신전근은 손등 쪽에서 팔꿈치로 이어지는 근육입니다.

반대쪽 손으로 아픈 부위 손목을 아래로 꺾어 팔꿈치 근육을 늘려줍니다. 이때 팔꿈치가 구부러지지 않고 최대한 펴져 있어야 운동 효과가 좋습니다.

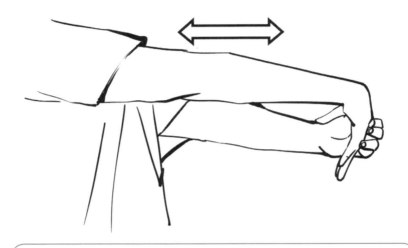

외상과염 스트레칭
팔꿈치를 최대한 펴고 손목을 구부려서 팔꿈치 근육이 늘어나도록 한다.

운동하기 쉬우니 생각날 때마다 자주 스트레칭을 해주는 것이 좋습니다. 스트레칭을 할 때 외상과에 통증이 있으면 염증이 아직 있는 것이고 통증이 없어지면 근력 강화 운동을 시작합니다.

외상과염 근력 강화 운동

앞에서와 같은 스트레칭을 해도 통증이 없다면 근력 운동을 시작합니다. 스트레칭시에 통증이 줄어들었다면 염증이 가라앉았다는 뜻이니 이 상태에서 근육을 단련해야 합니다. 예를 들어 근육이 약한 상태에서는 1kg 물건을 들면 무리가 될 수 있지만 근력이 충분하다면 1kg 물건을 들어도 팔꿈치에 무리가 되지 않을 것입니다. 맨손이나 가벼운 아령을 들고 시행합니다. 외상과에 묵직한 느낌이 나도록 10회, 2세트 반복합니다. 이 운동은 손목 근력 강화 효과도 있습니다.

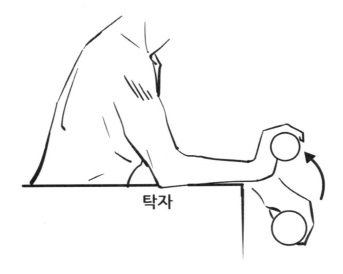

탁자

외상과염 근력 강화 운동
아령, 물통 등을 잡고 손목을 아래에서 위로 올리고 1초 정도 버틴다.

공 쥐기 운동

손목을 위로 젖히는 팔뚝 근육이 커지고 단련되어야 손을 쓸 때 무리가 덜 되어 외상과염의 재발을 막을 수 있습니다. 말랑말랑한 공을 손으로 쥐는 연습을 자주 하면 좋습니다. 이 운동법도 손목 근력 강화 효과가 있습니다.

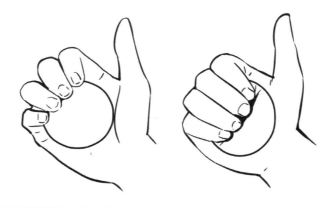

공 쥐기 운동
작은 공을 쥐었다 폈다 반복한다.

팔꿈치 밴드

병원에 가지 않고 외상과염, 내상과염을 치료하는 방법 중 팔꿈치 보호대나 밴드를 착용하는 방법이 있습니다. 이때 팔꿈치 밴드를 팔꿈치 외상과보다 아래쪽인 손끝 쪽으로 착용하는 것이 중요합니다. 이는 근육의 당기는 힘이 외상과로 가지 못하게 하여 통증을 줄이고 병의 진행을 막는 역할을 합니다. 팔꿈치 통증은 심한데 어쩔 수 없이 손을 써야 하는 경우에 이를 착용하고 일을 하면 염증 발생을 줄일 수 있는 효과적인 예방 및 치료법입니다.

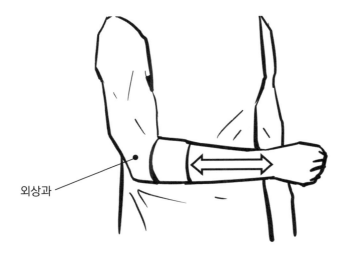

외상과

팔꿈치 밴드
팔꿈치 밴드는 통증이 있는 외상과보다 더 아래쪽에 착용해야 근육이 외상과에 무리를 주는 것을 막을 수 있다. 외상과염은 팔의 휴식을 통해서 좋아지는데 어쩔 수 없이 일을 해야 할 때 팔꿈치 밴드를 착용하면 좋다.

외상과염 병원 치료

진통소염제를 복용하면서 무리한 일을 하고 있다면 손을 많이 안 쓰는 것이 중요합니다. 팔꿈치 밴드를 착용하면서 일하도록 합니다. 수시로 스트레칭을 하여 팔꿈치의 통증이 줄어들면 근력 강화 운동을 시작합니다. 하지만 사람이 손을 안 쓸 수 없으므로 팔꿈치 근육의 염증은 재발을 잘하고 고질병이 되는 경우가 흔합니다.

통증 조절이 약이나 휴식으로 안 되는 경우에는 병원에서 치료를 받습니다. 스트레칭으로 근육을 효과적으로 풀기 위해 물리치료사에게 도수치료를 받습니다. 체외충격파 치료는 깊은 근육에 충격을 주어 근육의 재생을 도와줍니다. 통증이 너무 심해 일상생활이 힘들다면 팔꿈치에 스테로이드 주사나 프롤로 주사를 맞습니다. 스테로이드는 강한 소염 작용을 가지고 있는 효과적인 치료제이지만 너무 자주 맞을 경우 부작용이 있을 수 있어 가급적 두 번 이내로만 맞도록 합니다. 프롤로 주사는 생리식염수, 포도당 등을 손상된 근육 부위에 주사하여 염증을 일으켜서 근육이 재생되는 기전을 가지고 있습니다. 간혹 주사 후 통증이 더 심해지는 경우도 있습니다. 프롤로 주사도 효과를 못 볼 수 있으니 주사 횟수가 너무 많거나 주사 비용이 너무 비싼 병원의 치료는 안 받아도 됩니다.

팔꿈치 근육의 휴식을 위해 아예 반깁스나 통깁스로 팔꿈치를 고정할 수 있습니다. 2주 정도 일절 팔을 못 쓰게 하여 근육이 충분히 쉴수 있게 하는 것도 치료입니다.

위의 모든 치료를 다 해도 외상과염 증상이 너무 심한 경우에는 수술을 고려합니다. 팔꿈치 외측에 2cm 정도 절개를 가하여 손상되어 있는 근육을 긁어낸 후 건강한 근육끼리 봉합을 해주는 수술입니다. 흉터를 줄이기 위해 관절경으로도 수술이 가능합니다. 석회질이 있다면 이를 제거하는 수술도 같이 합니다. 수술의 효과를 보는 환자도 있지만 외상과염 자체가 만성 고질병이기에 수술 후에도 똑같이 아픈 환자가 있을 수 있습니다. 보통 수술이 잘 되어도 아프기 전 건강했던 때보다는 상태가 안 좋습니다. 손을 계속 써야 하기에 또 무리가 가게 되어 경과가 안 좋을 수 있습니다.

이처럼 외상과염의 치료는 쉽지 않기에 처음부터 유의하여, 통증이 조금이라도 생긴다면 휴식을 취하고 스트레칭을 해서 외상과염이 발생하지 않도록 예방하는 것이 중요합니다.

3. 내상과염

골프를 치면서 팔꿈치 안쪽에 통증이 생기는 경우가 많아 '골퍼스 엘보우golfer's elbow'라고도 합니다. 외상과염과 반대로 손목을 구부리는 근육인 굴곡근을 늘려주어야 합니다. 굴곡근은 손바닥 쪽에서 팔꿈치로 이어지는 팔뚝 근육입니다. 외상과염 스트레칭과 마찬가지로 팔꿈치 안쪽에 통증이 없어질 때까지 수시로 스트레칭해야 합니다.

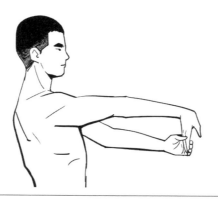

내상과염 스트레칭
팔꿈치 통증이 있는 팔을 쭉 펴고 손바닥이 하늘을 본 상태에서 반대쪽 손으로 당겨 안쪽 팔 근육을 스트레칭한다.

내상과염 근력 강화 운동

가벼운 아령을 들고 손바닥이 하늘을 향한 상태에서 위로 향하게 올려줍니다. 이를 10회, 2세트 반복합니다.

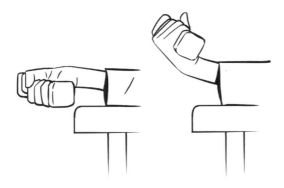

내상과염 근력 강화 운동
가벼운 아령이나 물통 등을 든다. 팔은 의자 팔걸이나 책상 등에 고정한다.

내상과염의 병원 치료

외상과염과 마찬가지로 ▲휴식 ▲소염제 복용 ▲도수치료 ▲체외충격파 치료 ▲주사 치료 ▲팔꿈치 밴드 ▲깁스 치료 등을 시행합니다. 수술적 치료는 외상과염보다 보통 경과가 안 좋기 때문에 석회질이 침착되어 있는 경우가 아니라면 신중히 결정해야 합니다.

4. 척골신경병증

척골신경병증은 팔꿈치 안쪽부터 네 번째, 다섯 번째 손가락이 저린 병입니다. 팔꿈치 안쪽을 부딪히거나 손가락으로 칠 때 네 번째, 다섯 번째 손가락으로 전기가 내려가는 것을 느낀 적이 있을 겁니다. 이와 같은 저림이 항상 있는 게 '척골신경병증'의 주증상입니다. 병이 심해지면 손 근육이 마르면서 손가락 움직임이 둔해집니다. 손가락 뼈 사이에 살이 빠지면서 뼈가 도드라져 보입니다.

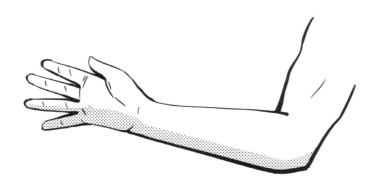

척골신경병증
그림과 같이 팔꿈치 안쪽부터 네 번째, 다섯 번째 손가락 표시한 부위
가 저리다.

원인

내상과염의 원인은 ▲이전 골절로 인한 팔꿈치 뼈 모양의 변형 ▲팔꿈치의 과도한 사용 등이 있습니다. 척골신경은 팔꿈치 안쪽으로 지나는 신경인데 골절 등으로 팔뼈의 변형이 생기면 신경이 눌리고 당겨져서 마비가 오게 됩니다. 팔꿈치 안쪽에 염증이 생기는 내상과염으로 인해 팔꿈치 안쪽에 있는 척골 신경이 자극을 받아 저림이 나타나기도 합니다.

목 디스크, 손목터널증후군과 감별 방법

척골신경병증과 감별해야 할 병으로는 목 디스크가 있습니다. 목 디스크도 네 번째, 다섯 번째 손가락이 저릴 수 있는데 주로 목, 팔꿈치 위에서부터 저림이 이어지고 척골신경병증은 팔꿈치 아래 부위만 저린 것이 특징입니다. 손목터널증후군은 주로 다섯 손가락 모두나 첫 번째, 두 번째 손가락이 저립니다. 손가락 끝만 저릴 수도 있고 손바닥 전체가 저린 것이 손목터널증후군의 특징입니다. 이는 목 MRI를 찍고 근전도 검사를 해보면 어디서 신경이 눌리는지 정확히 알 수 있습니다.

치료

손이 많이 저리거나 손에 마비가 와 움직임이 부자연스러워지면 수술을 합니다. 근육이 말라버렸으면 수술 후에도 회복이 잘 안 되기에 그전에 수술을 하는 것이 좋습니다. 수술은 척골신경이 눌리는 팔꿈치 안쪽 부위에 절개를 하여 신경을 풀어주고 신경을 앞으로 옮겨줍니다. 신경이 지름길로 가게끔 자리를 옮겨주어 신경이 스트레칭돼서 약해지는 것을 막습니다.

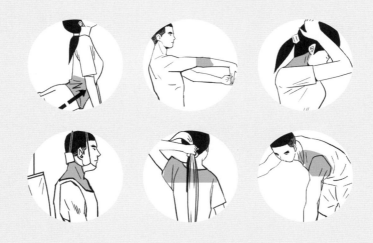

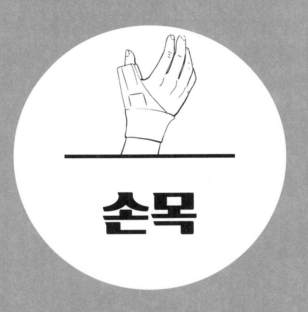

손목

1. 손목 관절

손목은 한자로 완관절이라고 합니다. 요골, 척골 두 개의 뼈와 손목 뼈가 관절을 이룹니다. 손목은 움직임이 많아서 염증 및 통증이 발생하기 쉽습니다. 넘어지면서 짚을 때 골절이 잘 일어나는 부위이기도 합니다. 요골, 척골처럼 큰 뼈의 골절은 엑스레이로도 잘 보이지만 '주상골'이라는 손목의 작은 뼈는 골절이 되어도 엑스레이로 잘 안 보여 외상 후 손목 통증이 계속된다면 정밀검사가 필요합니다.

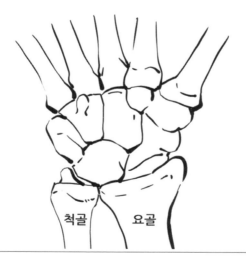

척골   요골

손목 관절
척골, 요골과 여러 개의 작은 손목뼈가 관절을 이룬다.

겨울 레저 스포츠 부상

– 오늘은 어떤 건강 상식을 들려주실 건가요?

오늘은 겨울 레저 스포츠시 발생할 수 있는 부상에 대해 말씀드리겠습니다.

– 어떤 겨울 레저 스포츠가 위험할까요?

모든 스포츠가 다 부상의 위험을 가지고 있지만 겨울 스포츠는 미끄러운 얼음이나 눈 위에서 속도가 붙는 경우가 많기 때문에 더 위험할 수 있습니다. 스키, 스노보드로 인한 손상이 대부분입니다.

– 스키와 스노보드에 있어서 손상에 차이가 있나요?

네, 스키는 주로 무릎 인대 손상이 많고 스노보드는 손목, 목, 머리 손상이 많습니다. 정형외과에서도 분야를 나누어 진료를 보는데 이 겨울 스포츠의 트렌드에 따라 환자 수가 더 늘어나고 줄어드는 파트가 있습니다. 젊은이들이 스키보다 스노보드를 선호하게 됨에 따라 겨울철 무릎 인대 손상보다 손목, 팔꿈치 골절로 응급실에 내원하는 환자가 많아지면서 상지를 보는 의사들의 일이 더 많아지기도 했습니다.

– 스키로 인한 손상에 대해서 조금 더 자세히 말씀해주세요.

스키는 주로 속도를 내서 내려가다 다리가 꼬이면서 십자인대 나 내측 측부 인대가 파열되는 경우가 많습니다. 스키 바인딩이 일정량 이상의 충격을 받으면 풀어져야 덜 다치게 되는데, 항상 장비 점검을 잘 해야 합니다. 스키를 배울 때 제일 처음 제대로 익혀야 하는 것이 올바르게 넘어지는 방법입니다. 몸을 경사로 위로 넘어지면서 손으로 충격을 흡수하고 다리는 아래로 평행 하게 펴 브레이크를 걸어 속도를 줄여야 합니다.

– 스노보드로 인한 손상에 대해서도 말씀해주세요.

저는 개인적으로 스노보드가 스키보다 더 위험하다고 생각합 니다. 스키는 속도가 붙어도 제대로만 넘어지면 크게 다치지 않 을 수 있는데 스노보드는 본인 실력 여하에 상관없이 두 발이 보드에 고정되어 있어서 앞으로 넘어지면 손목이나 팔꿈치 골 절이 될 수 있고 뒤로 넘어지게 되면 두개골, 뇌 손상, 경추 골 절 등으로 사지 마비 등이 발생할 수 있습니다.

– 말을 들으니 상당히 무서워지는데요, 이를 예방하는 방법에 대해서도 말씀해주세요.

결국 개개인이 조심해서 타는 수밖에 없습니다. 속도를 즐기는 스포츠이기도 하지만 다치지도 않아야 합니다. 본인 실력에 맞 는 코스와 속도로 즐겨야 하고요. 정식으로 레슨을 받는 것도 중 요합니다. 운동 전 스트레칭, 평소 근력 운동 등을 하는 것이 좋 습니다. 헬멧, 손목 보호대 등의 보호장비도 착용해야 합니다.

– 마지막으로 한 말씀만 더 해주세요.

정형외과 의사로 일하면서 특히 겨울에 많은 골절 환자들을 보게 됩니다. 개인적으로 스키도 타고 즐기지만 어떤 즐거움도 내 몸보다 중요하다고 생각하지 않습니다. 골절로 인한 마비 환자들을 보게 되면 가슴이 많이 아픕니다. 첫째도 안전, 둘째도 안전입니다.

2. 손목 건초염

근육의 끝이 힘줄로 변하는데 이를 '건'이라 부릅니다. 건의 끝은 뼈에 붙어서 뼈를 움직이게 됩니다. 손목을 위로 들어올리려면 팔뚝의 근육에 힘이 들어가는데 이때 손가락뼈에 붙는 힘줄, 즉 '건'이 손을 들어올리게 됩니다. '건'이 뼈 위에서 부드럽게 움직이기 쉽도록 해주는 구조물이 '활액막'입니다. 사용이 많아지면서 마찰이 심해지면 염증이 생기고 활액막염이나 건초염이 생깁니다.

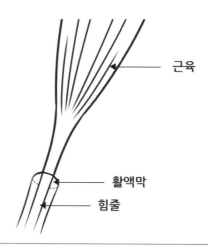

근육

활액막

힘줄

건초염

근육이 뼈에 붙으면서 건(=힘줄)이 되고 이를 싸고 있는 막이 활액막이다. 활액막에 염증이 생기면 활액막염이나 건초염이라 부른다.

주로 엄지손가락의 신전건(위로 올려주는 역할)에 염증이 많이 생깁니다. 드퀘르벵 병이라고도 합니다. 손목을 아래로 꺾은 상태에서 검사자가 엄지손가락을 아래 방향으로 눌러서 내릴 때 엄지손가락과 연결된 손목에 통증이 느껴집니다.

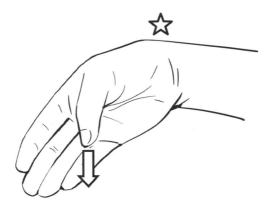

건초염, 드퀘르벵 병
손목을 아래로 꺾고 엄지손가락을 내리면 별표 부위에 통증이 생긴다.

엄지손가락 보호대 치료

엄지손가락을 움직일 때 아픈 드퀘르벵 병이 있다면 엄지손가락만 잡아주는 보호대를 착용합니다.

통증이 좋아질 때까지 2~3일간 착용합니다. 진통소염제도 같이 복용하면 효과가 더 좋습니다. 힘줄이 뼈 위에서 마찰이 되어 염증이 생긴 상태이기에 움직이지 않게 고정을 하여 염증이 가라앉도록 하는 치료가 효과적입니다. 잠잘 때도 착용하는 것이 좋습니다. 자는 동안 우리도 모르게 손목이 꺾이거나 움직이지 않도록 잡아주어 염증이 빨리 가라앉을 수 있게 합니다.

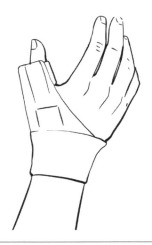

엄지손가락 보호대
손목과 엄지손가락의 움직임을 잡아준다.

손목 보호대 치료

엄지손가락 힘줄만 아니라 손목 전체, 새끼손가락 쪽 손목 힘줄에 통증이 있을 수 있습니다. 두 번째에서 다섯 번째 손가락 신전건의 건초염은 손목 전체를 잡아주는 손목 보호대가 효과적입니다.

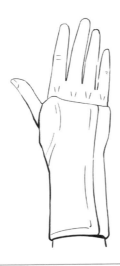

손목 보호대
손가락들은 움직일 수 있고 손목의 움직임을 잡아주는 보호대.

손목 건초염의 병원 치료

팔꿈치의 외상과염과 마찬가지로 힘줄에 염증이 생겼으므로 잘 쉬는 게 중요합니다. 진통소염제를 복용하고 보호대도 착용하면서 스트레칭, 근력 강화 운동을 합니다. 스트레칭과 근력 강화 운동법은 '외상과염', '내상과염' 항목의 운동법과 동일합니다. 가벼운 아령을 들고 네 방향으로 운동을 합니다. 아령을 잡고 ▲손바닥을 위로 향하게 한 후 손목을 구부리기 ▲손등을 위로 향하게 한 후 손목을 위로 올리기 ▲엄지손가락 쪽이 위로 향하게 손목을 세우고 위로 올리기 ▲팔을 뒤로 뻗어 새끼손가락이 위로 향하게 한 후 손목을 위로 올렸다 내리기 운동법이 있습니다. 한 방향 운동을 10회 시행 후 다음 방향 운동을 시행합니다.

통증이 심하다면 손목 힘줄에 스테로이드 주사나 프롤로 주사를 놓습니다. 마찬가지로 너무 자주 주사를 맞는 것은 손목에 감염, 힘줄 손상 및 약화, 피부 탈색 등이 있을 수 있어 좋지 않습니다.

위의 치료를 했음에도 드퀘르뱅 병이 좋아지지 않고 밤에 울고 싶을 정도로 아프다면 수술을 고려합니다. 단순히 염증이 생기는 것이 아니라 손목 힘줄을 잡아주는 활액막이 협착되는 경우인데 작은 피부 절개로 부분 마취하에 수술을 마칠 수 있습니다.

3. 손목 삼각섬유연골

넘어지면서 손목을 심하게 다친 후 손목 통증이 2주 이상 지속된다면 '삼각섬유연골 손상'을 의심해볼 수 있습니다. 삼각섬유연골 손상은 손목 중에서도 새끼손가락 쪽 통증이 특징적으로 나타납니다. 처음에는 손목 보호대를 착용하면서 손목을 쉬게 해야 합니다. 그러나 계속 아프면 MRI를 찍어서 '삼각섬유연골 파열'을 확실하게 진단하는 게 중요합니다. 이후에 주사 치료, 관절경봉합술 등을 고려해볼 수 있습니다.

손목 삼각연골 손상시 요골과 척골을 잡아 모아주는 리스트 위젯wrist widget이라는 밴드가 일상생활을 하면서 착용하기 좋습니다.

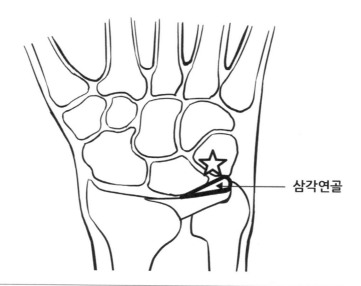

삼각연골

손목 삼각섬유연골
새끼손가락 쪽 손목 관절 부위에 삼각형으로 생긴 삼각섬유연골이
있다.

누워서 하는 삼각섬유연골 스트레칭

바닥에 옆으로 누운 후 아픈 손을 위로 뻗고 오른손일 경우 시계 방향, 왼손일 경우 반시계 방향으로 돌려 손목을 스트레칭 합니다. 고개를 위로 뻗은 손의 반대쪽으로 스트레칭합니다. 운동 효과를 더 얻기 위해 들고 있는 아픈 쪽 어깨를 몸 뒤쪽으로 젖힙니다.

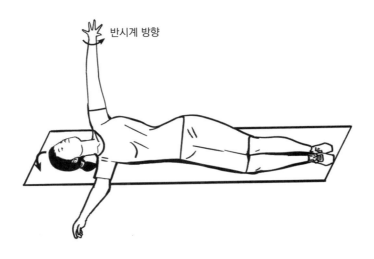

반시계 방향

누워서 하는 삼각섬유연골 스트레칭
왼쪽 손목이 아프다면 누운 상태에서 왼손을 위로 뻗고 반시계 방향으로 최대한 돌린다. 고개를 반대쪽으로 꺾어 목 근육을 스트레칭시키고 왼쪽 어깨를 몸 뒤로 젖히면 더 효과적인 운동이 된다.

벽에 아픈 쪽 손을 대고 오른손은 시계 방향, 왼손은 반시계 방향으로 돌리면서 손목이 스트레칭되는 것을 느낍니다. 팔꿈치가 구부러지지 않도록 일자로 폅니다. 머리를 반대쪽으로 젖혀 스트레칭합니다. 반대쪽 손을 이용하여 머리를 당겨서 목을 스트레칭해도 됩니다.

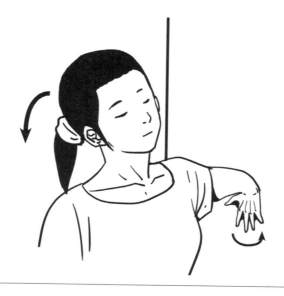

벽에 대고 하는 삼각섬유연골 스트레칭
벽에 손을 대고 왼손의 경우 반시계 방향으로 손목을 돌린다. 고개를 우측으로 꺾고 목 근육이 늘어나게 스트레칭한다.

4. 손목 통증의 여러 원인

손목 통증의 다른 원인으로는 척골충돌증후군, 월상골 괴사, 손목 관절염 등이 있습니다. 이의 감별을 위해 병원에서 엑스레이 등의 검사를 시행합니다.

1) 척골충돌증후군
척골뼈가 정상적으로는 요골과 높이가 같아야 하는데 더 길어서 손목 관절뼈들과 부딪히고 통증을 일으킵니다. 증상이 심하다면 정도에 따라 뼈를 잘라내어 충돌이 안 일어나도록 수술을 시행합니다.

2) 월상골 괴사
월상골은 손목의 여러 작은 뼈 중 가운데 위치한 뼈입니다. 반달 모양이어서 월상골이라는 이름을 갖게 되었습니다. 앞의 척골충돌증후군에서 척골이 월상골에 계속 부딪치며 뼈가 삭는 괴사가 발생할 수 있고 이 또한 증상이 심하다면 수술이 필요합니다.

3) 손목 관절염

관절염은 크게 외상성, 퇴행성, 류마티스성 관절염이 있습니다. 관절면이 불규칙적으로 울퉁불퉁해지고, 뼈가 자라서 움직임에 제한이 있으며, 통증이 동반됩니다.

4) 손목 결절종

혹 같은 것이 손목에 만져진다면 결절종을 의심해볼 수 있습니다. 다른 종양일 수도 있지만 결절종은 혹 안에 미끈미끈한 젤 같은 성분이 들어 있는 물혹입니다. 크기가 작고 통증이 없으면 그냥 두어도 됩니다. 크기가 커지면서 주변 신경을 누르게 되면 통증이 있을 수 있습니다. 초음파나 MRI 검사를 하면 결절종인지 알 수 있습니다. 주사기로 뽑아내는 것은 보통 재발합니다. 풍선주머니에서 공기를 뽑아도 쪼그라들 뿐 액체가 또 차면 다시 커지기 때문입니다. 재발을 줄이기 위해 스테로이드를 주사하기도 합니다. 다소 과격하지만 책으로 세게 손목을 치거나 눌러서 터트리는 것도 치료법입니다. 위의 방법으로도 해결이 안 되면 절개를 하거나 관절경을 이용하여 손목 결절종을 제거합니다. 풍선주머니 자체를 제거하기에 재발이 거의 없습니다.

여름철 수상스포츠

진료를 보다 보면 사고로 다쳐서 오는 환자들을 많이 보게 됩니다. 이번 칼럼의 주제는 물놀이 사고인데 제가 본 환자들 위주로 말씀을 드리겠습니다.

한 환자는 동남아에서 수상 모터보트를 타다가 허리뼈가 부러지는 부상을 입었습니다. 수상 모터보트는 속도가 빠르기 때문에 물 위라도 세게 떨어지면 허리 압박 골절, 방출성 골절 등이 발생하기 쉽습니다. 단순한 골절은 침상 안정이나 보조기 착용을 통해 자연 치유되기도 하지만, 골절된 뼈가 심하게 무너지거나 신경을 누르게 되면 신경통이나 마비를 일으켜 수술이 필요할 수 있습니다.

수상스키, 웨이크 보드 등 모터보트가 견인하는 놀이기구도 각별한 주의가 필요합니다. 모터보트가 끄는 줄을 잡을 때 갑작스레 출발하는 힘 때문에 손목이나 어깨 인대에 부상을 입을 수 있습니다. 모터보트를 타기 전 충분한 스트레칭과 평소에 근력 운동을 해주어야 합니다.

워터파크 미끄럼틀 또한 안전사고가 많이 일어나는 놀이기구입니다. 높은 미끄럼틀에서 가속이 붙어 낙상하는 사고나 잘못된 자세로 내려오다가 목 부상이 발생할 위험이 큽니다. 사고는 안전 수칙을 제대로 지키지 않았을 때 발생합니다. 특히 어린이의 경우, 제한하는 키와 몸무게를 지켜야 합니다.

다이빙으로 인한 목뼈 골절도 있습니다. 반드시 다이빙을 할 수 있는 수심인지 확인해야 합니다. 실내 수영장뿐 아니라 래프팅을 하는 강가나 계곡에서도 다이빙을 하는 경우가 있는데, 야외에서는 어느 곳에 바위가 있고 수심이 어떤지 더욱 파악하기 어려우므로 되도록 삼가는 게 좋겠습니다. 목뼈 골절 및 신경손상으로 사지 마비가 되고 휠체어를 타야 하는 경우도 있습니다.

80~90년도에 고속도로 중앙 분리대가 생기고서 교통사고 사망자가 많이 줄었습니다. 물놀이 시설 업체도 시설과 시스템을 개선하여 사고를 예방할 수 있게끔 노력을 기울여야 합니다. 무엇보다 우리 모두의 안전의식이 가장 중요합니다. 작은 사고로 평생 지울 수 없는 상처를 입을 수 있기 때문에, 즐거운 물놀이에 앞서 주의를 기울여야 하겠습니다.

5. 손목터널증후군

손목터널증후군은 '수근관증후군'이라고도 합니다. 손을 많이 써서 힘줄에 염증이 생기고 손목 인대가 두꺼워져서 신경이 압박되는 질환입니다. 주된 증상으로 손끝, 손바닥이 저립니다. 심한 경우에는 손이 저리고 아파서 잠도 못 자는 환자도 있습니다. 또한 전기같이 찌릿하기도 하고 감각이 떨어지기도 합니다. 증상이 오래되면 엄지손가락의 손바닥 근육이 말라서 도톰하다가 꺼지는 경우도 있습니다. 따라서 양측 손바닥이 대칭적인지 살펴보는 것도 손목터널증후군을 진단하는 데 도움이 됩니다.

무거운 스마트폰을 장시간 사용할 경우 손목터널증후군이 악화될 수 있습니다. 일차적인 치료로는 손을 최대한 덜 쓰는 게 중요하고 손목보호대를 착용하는 것도 도움이 됩니다.

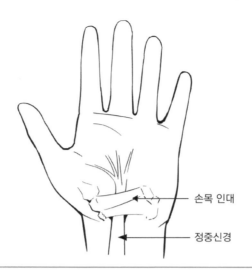

손목 인대

정중신경

손목터널증후군
손목 정중앙을 지나는 정중신경이 손목 인대에 의해 눌리는 병이다.

손목터널증후군 스트레칭

손끝을 모으고 최대한 손목 쪽으로 구부립니다. 이후 새끼손가락 쪽
(손등 쪽에서 오른손은 시계 방향, 왼손은 시계 반대방향)으로 향하게 손목
을 최대한 돌려줍니다. 이 자세가 정중신경이 가장 편안해질 수 있는
자세로 손목터널증후군 환자는 이 스트레칭을 자주 해주면 좋습니다.

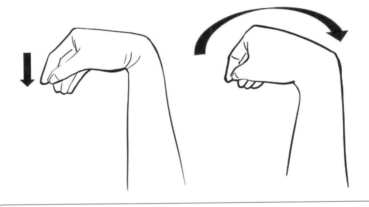

손목터널증후군 스트레칭
왼쪽 사진처럼 손끝을 모은 상태에서 손목을 최대한으로 구부리고, 새
끼손가락 방향(오른손이므로 시계 방향)으로 돌려준다.

손목터널증후군은 증상이 악화될 때 잘 쉬고 스트레칭을 하는 것만
으로도 병의 진행을 멈추고 좋아질 수 있습니다. 스마트폰 사용을 줄
이고 무거운 스마트폰을 가벼운 것으로 바꾸는 등의 생활 교정으로
도 좋은 효과를 얻을 수 있습니다.

손목터널증후군의 병원 치료

손 저림이 덜하도록 약물 치료를 먼저 해봅니다. 증상이 호전되지 않는다면 스테로이드 주사를 놓습니다. 신경을 찌르지 않으면서 신경막 주변에 주사액을 잘 놓아야 합니다. 눌려서 염증이 있고 부은 정중신경에 스테로이드는 염증을 가라앉히고 붓기를 줄여 손 저림을 효과적으로 좋아지게 할 수 있습니다. 한 번 정도만 주사를 맞는 것이 좋습니다.

위의 치료를 했음에도 불구하고 손 저림이 좋아지지 않고 일상생활에 지장을 준다면 근전도 검사를 시행해 손목터널증후군을 확진하고 병이 얼마나 나쁜지 확인하여 수술 여부를 결정합니다. 수술은 손바닥에 1.5cm 정도 절개해서 손목터널인대를 터주어 신경 눌림을 풀어줍니다. 부분 마취하에 10분 정도면 마칠 수 있는 간단한 수술로 손 저림이 바로 좋아집니다.

손을 많이 쓰는 사람에게는 손바닥의 상처가 불편할 수 있습니다. 이러한 불편함을 줄이기 위해 내시경을 이용한 수술법을 택할 수 있습니다. 손바닥이 아닌 손목에 1cm 피부 절개를 하여 내시경을 통해 손목터널 인대를 터줍니다.

수술 후에는 일시적으로 손목 힘이 약해질 수 있습니다. 2주 정도는 안정을 취하는 것이 좋습니다. 이후에 손목 근력 강화 운동을 해줍니다. 손목 근력 강화 운동은 팔꿈치의 '외상과염', '내상과염' 항목을 참조하세요.

스마트폰 증후군

스마트폰의 사용이 많아지면서 그로 인한 몸의 불편함을 호소하는 환자들도 많아지고 있습니다. 스마트폰 과사용과 관련된 병들을 스마트폰 증후군이라 부릅니다. 이에 대해 알아보겠습니다.

스마트폰 증후군 자가 진단
1. 목, 어깨가 뻣뻣하고 결리며 통증이 있다.
2. 손목에 통증이 있으며 손가락이 저리다.
3. 스마트폰을 볼 때 등이 굽고 거북이처럼 목이 앞으로 빠진다.
4. 머리가 멍하고 두통이 자주 온다.
5. 눈이 침침하거나 일시적으로 시력이 저하된다.
6. 눈이 건조하고 뻑뻑하며 눈물이 나지 않는다.

본인에게 해당하는 항목이 많으면 스마트폰 증후군을 의심할 수 있습니다.

– 거북목
사람의 목뼈는 옆에서 볼 때 C 자 모양이 되어야 정상입니다. 하지만 거북목은 일자 모양이거나 앞뒤가 뒤집힌 C 자로 보입니다. 그래서 목과 어깻죽지 부위의 통증을 호소하게 됩니다. 컴퓨터를 많이 사용하는 현대인 대부분이 허리와 목이 구부정한 자세로 오랜 시간을 보냅니다. 그런데 스마트폰은 컴퓨터 모니터보다 더 낮은 위치에서 사용하기 때문에 목은 더 숙이고 화면 또한 작아서 목 근육이 더 긴장하게 됩니다. 이렇게 좋지 않은 자세는 목 근육 통증과 심할 경우 디스크에 문제를 일으킬 수가 있습니다.

- 손목터널증후군
손목터널증후군은 정중신경이라는, 손바닥의 감각을 지배하는 신경이 인대에 눌리면서 발생하는 것으로 손끝이 저리는 증상이 나타납니다. 주로 아침에 자고 일어났을 때나 밤에 모든 외부 자극이 없어지면서 작은 통증에도 민감해지는 등 잠들기 전 증상이 심해집니다. 스마트폰을 손에 쥐고 사용하면서 자연스레 손목을 구부리고 펴는 반복적인 작업이 병의 발병 위험도를 높이게 됩니다. 스마트폰으로 장시간 채팅을 할 경우, 손목은 젖혀져 있고 손가락에는 계속 힘이 들어가면서 손목 관절과 신경에 좋지 않은 영향을 끼치게 됩니다.

- 그 외 증상들
누워서 스마트폰을 들고 화면을 장시간 바라볼 경우 어깨에 통증이 나타날 수 있으며, 문자를 많이 쓰는 경우에는 엄지손가락 관절의 통증을 호소할 수 있습니다. 또한 눈의 깜빡임이 줄어들어 안구건조증 등 눈의 피로도 쌓이게 됩니다. 스마트폰이 옆에 없으면 불안함을 느끼는 스마트폰 중독도 심각한 문제가 될 수 있습니다.

– 스마트폰 증후군 예방법

무엇보다 스마트폰 사용 시간을 줄이는 것이 중요합니다. 30분 정도 고정된 자세를 취했다면 사용을 잠시 멈추고 목과 손목 스트레칭을 해주는 것이 도움이 됩니다. 책을 읽을 때 눈과의 거리는 보통 40cm 정도입니다. 하지만 스마트폰은 글씨가 작아 이보다 가까운 거리에서 보기 마련입니다. 고개를 너무 숙이지 않고 눈에서부터 30cm 정도 거리를 유지하는 것이 좋습니다. 이때 손목 통증을 피하기 위해 팔꿈치나 손목을 반대쪽 손이나 주변 사물에 기대는 것도 도움이 됩니다. 목 근육이 긴장하는 것을 막기 위해 너무 몰입하지는 않도록 합니다.

– 스마트폰 증후군 치료법

다시 말하지만 스마트폰 사용 시간을 줄이는 것이 첫 번째 치료입니다. 거북목은 목 스트레칭과 근력 강화 운동을 먼저 시작해야 합니다. 병원에서 물리치료와 뼈의 정렬, 근육의 긴장도를 풀어주는 견인 치료도 시행해볼 수 있습니다. 통증이 심하다면 진통소염제를 복용하거나 근육에 맞는 TPI 주사도 효과가 좋은 치료법입니다. 손목터널증후군은 근전도 검사로 확진할 수 있습니다. 증상이 심하지 않다면 약물이나 주사 치료로 효과를 볼 수 있지만 심하면 수술적 치료가 답입니다. 부분 마취하에 1cm 미만의 절개로 좋은 효과를 볼 수 있기에 무작정 참을 필요는 없습니다. 오랜 기간 심하게 신경이 눌리면 마비가 오면서 근육이 마르고 적절한 수술 시기를 놓칠 수 있으므로 오랫동안 방치하지 않도록 합니다.

스마트폰 사용자가 2천만 명을 넘어섰습니다. 스마트폰을 이용한 평균 인터넷 사용 시간은 2시간 정도이지만 6시간 이상 사용하는 사람도 주위에서 쉽게 볼 수 있습니다. 편리한 생활을 위해 만들어진 기계가 건강을 해친다면 과유불급이고 주객전도입니다. 스마트폰은 스마트하게 사용해야 합니다.

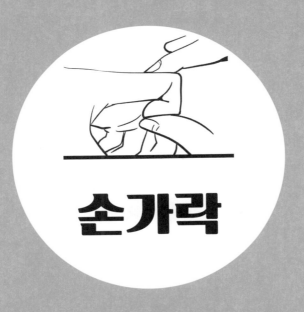

손가락

1. 손가락 관절염

손가락 관절염은 나이가 들면서 여러 손가락 마디의 통증을 일으켜 삶의 질을 낮춥니다. 대표적인 증상은 손가락 마디가 두꺼워지고, 손가락이 휘고 움직일 때 통증이 심해집니다. 나이가 들어 발생하는 퇴행성 변화이면서 여러 작은 관절이 아프다 보니 효과적인 치료가 어렵습니다. 손가락 관절염 치료는 뜨거운 물, 파라핀을 이용한 온열치료, 소염제, 파스 등이 있습니다. 통증이 심한 경우에는 수술도 하지만 대부분 급성 염증기가 지나면서 통증도 어느 정도 좋아지는 경우가 있어 수술은 신중히 결정합니다. 수술은 안 좋은 관절을 굳히거나 인공관절을 삽입할 수 있습니다.

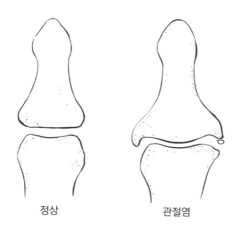

정상   관절염

손가락 관절
좌측은 정상 손가락 관절, 우측은 손가락 뼈마디가 두꺼워지는 관절염이 있는 손가락 마디이다.

손가락 관절염 치료의 어려움

손가락 관절염은 여러 개의 작은 관절에 통증이 생기므로 효과적으로 치료하기가 어렵습니다.

무릎이나 어깨처럼 관절낭에 주사를 넣는 것도 어렵습니다. 손가락 관절 간격이 좁아 주삿바늘을 관절 안에 위치시키기도 어렵고 뼈를 찔러서 통증이 더 심해질 수도 있습니다.

유합술은 관절염이 심한 부위를 절개하고 연골을 제거한 후 핀으로 고정하여 두 뼈를 굳히는 수술입니다. 통증은 관절이 움직일 때 생깁니다. 두 뼈의 움직임이 없어지면 통증도 없어지는 이치입니다. 손가락 끝마디의 경우 움직임이 없어져도 다른 관절에 비해 불편함이 덜합니다. 하지만 미용상, 기능상으로 문제가 없는 것은 아니기에 아주 심한 통증이 아니라면 수술을 신중히 결정해야 합니다.

인공관절은 관절염을 치료하면서 관절의 움직임을 보존하는 수술법입니다. 통증이 아주 심하다면 고려해볼 수 있는 수술법입니다. 무릎이나 고관절 인공관절처럼 환자 만족도가 아주 높지는 않습니다.

퇴행성이나 류마티스 관절염은 손가락의 여러 관절을 침범하여 통증을 일으키기에 정형외과 의사들이 치료하기가 쉽지 않습니다. 통증이 심한 경우 일상생활이 어려운 환자들이 많지만 효과적으로 통증을 줄이기 어렵습니다. 병원에 가도 만족스러운 치료를 받기 어렵고 삶의 질이 떨어지는 괴로운 병입니다.

손가락 파스 특허

손가락 관절 한두 군데가 아픈데 진통소염제를 먹기에는 위나 간에 부담이 될 수 있습니다. 또 알약의 약효가 나타나는 데 시간이 오래 걸릴 수 있습니다. 이때 손가락에 파스를 붙이면 효과가 좋은데 기존의 파스는 크기나 모양이 손가락에 붙이기 용이하지 않습니다. 또한 손가락 움직임의 제한을 주어 장시간 붙일 때 일상생활에 불편함이 있습니다.

이를 극복하기 위해 다음과 같은 모양의 파스 특허를 출원하고 제품 개발 중입니다.

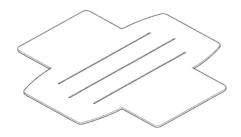

손가락 전용 파스

양쪽으로 날개가 있어서 손가락 관절통이 가장 심한 손가락 옆면을 덮어준다. 가운데 3개의 홈이 손가락을 구부릴 때 신축성을 준다.

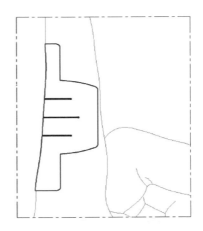

손가락을 폈을 때

손가락을 편 상태에서 파스를 붙인다. 손가락 관절염 통증이 제일 심한 손가락 마디의 양 옆면을 감싸준다.

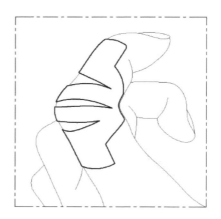

손가락을 구부렸을 때

손가락을 구부릴 때 등 쪽의 홈이 벌어진다. 손가락이 자연스럽게 움직이고 파스도 떨어지지 않는다. 손가락에 파스를 붙이고 일상생활이 가능하다.

2. 손가락 당기기 치료

손가락에는 3개의 관절이 있습니다. 두 뼈가 만나서 관절을 형성합니다. 아픈 부위의 관절이 늘어나도록 하나 먼 뼈를 잡고 당겨줍니다. 예를 들어 두 번째 관절에 통증이 있으면 끝에서 두 번째 뼈를 잡고 지그시 당겨줍니다.

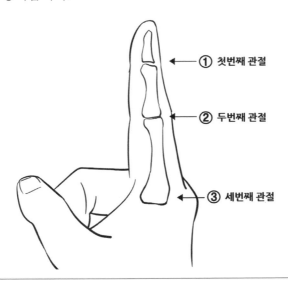

① 첫번째 관절

② 두번째 관절

③ 세번째 관절

손가락 3개의 관절
손가락은 3개의 관절로 이루어져 있다.

관절염이 있는 손가락의 통증을 줄이고 운동성을 늘려주는 법으로 당기는 치료가 있습니다. 관절염이 있는 관절 부위 위아래를 잡고 당겨줍니다. 도와줄 사람이 있다면 아래 그림과 같이 잡고 당기면 됩니다.

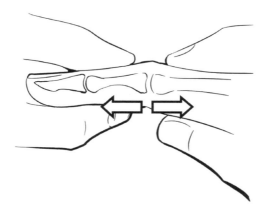

손가락 일자로 당기기
두 뼈를 잡고 양옆으로 당겨준다.

손가락 당기면서 흔들기

치료하고자 하는 관절에서 하나 먼 뼈를 잡고 당깁니다. 뼈를 당긴 상태에서 좌우로 흔들어 스트레칭해줍니다. 뼈를 그대로 당겨도 되고 관절을 구부리면서 당겨, 좌우로 흔들어 스트레칭해줍니다.

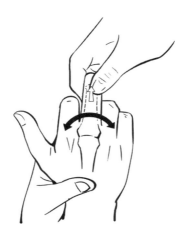

손가락 당기면서 흔들기
손가락을 당겨 관절 간격이 늘어난 상태에서 좌우로 천천히 흔들어준다.

3. 손가락 재활 운동

손가락이 다 안 구부러질 때 시행합니다. 안 좋은 관절 마디를 반대쪽 손으로 구부려줍니다. 아래 그림은 왼쪽 두 번째 손가락 첫 번째 마디나 두 번째 마디가 다 안 구부러질 때를 예시로 보여줍니다. 우측 엄지와 검지를 이용하여 왼쪽 손가락을 최대한 구부립니다.

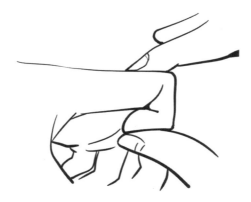

구부리기 재활 운동
우측 검지손가락을 구부리는 손가락 마디 위에 고정하고, 엄지손가락은 손가락 마디 아래쪽에 고정하여 눌러준다.

통증이 느껴질 수 있는데 지그시 눌러주어 운동 범위가 회복되도록 합니다. 온찜질이나 따뜻한 물에 손을 넣은 후 운동을 하는 것도 효과적입니다.

손가락 펴기 재활 운동

관절염, 방아쇠 수지, 손가락 염좌 등으로 손가락이 다 안 펴질 때 시행합니다. 펴기 스트레칭은 안 좋은 관절 마디를 반대쪽 손으로 눌러서 늘려줍니다. 예를 들어 왼쪽 두 번째 손가락 두 번째 마디가 정상적으로 펴지지 않는 상황이면, 우측 두 번째 손가락을 왼쪽 손가락 두 번째 마디 위에 고정을 하면서 눌러주고, 우측 엄지손가락으로 왼쪽 두 번째 손가락 끝을 위로 밀어 스트레칭 효과가 최대로 나타나게 합니다.

통증이 느껴지더라도 지그시 더 펴줍니다. 손가락 재활은 혼자 할 수 있으므로 자주 해줍니다.

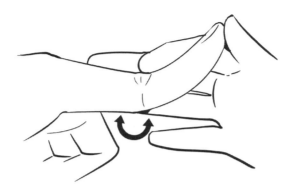

펴기 재활 운동

왼쪽 두 번째 손가락의 두 번째 마디가 다 안 펴지는 상황이다. 우측 두 번째 손가락으로 왼쪽 손가락 관절 등 쪽을 눌러주고 엄지손가락을 이용해서 손끝을 펴준다.

4. 방아쇠 수지

손을 많이 쓰는 경우, 반복적인 마찰이 생기면서 구부리는 힘줄에 염
증이 생기고 붓게 됩니다. 손가락을 구부리고 펴면서 정상적인 상황
에서는 힘줄이 무리 없이 통과하던 터널 같은 구조물(활차)을 부은 힘
줄이 통과하지 못하게 됩니다. 주로 아침에 손을 구부린 후 손이 펴
지지 않다가 힘을 주면 튕겨지듯이 손가락이 펴져 '방아쇠 수지'라
부릅니다.

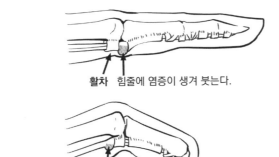

활차 힘줄에 염증이 생겨 붓는다.

부은 힘줄이 손가락을 구부릴 때
활차를 넘어간 후 걸려서
손가락이 펴지지 않는다.

방아쇠 수지
손가락이 구부러졌다가 펴지지 않고 딸깍 걸리면서 펴지거나, 힘을 주어
야 갑자기 손가락이 펴지는 현상이 나타난다. 통증이 동반되기도 한다.

방아쇠 수지 스트레칭

방아쇠 수지의 증상이 심하면 병원에서 주사나 수술을 받아야 할 수 있습니다. 그 전에 해볼 수 있는 스트레칭에 대해 알아보겠습니다.

손가락이 걸리는 위치는 의외로 손바닥 부위입니다. 아래 그림의 화살표 표시한 부위 정도가 되는데 이 부위 힘줄 및 관절이 최대한 펴지도록 스트레칭합니다.

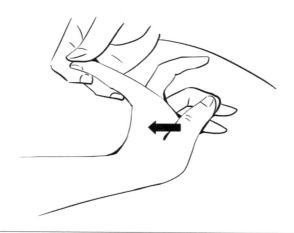

방아쇠 수지 스트레칭
손바닥 통증이 있는 화살표 부위가 늘어나게끔 스트레칭해준다.

방아쇠 수지 근력 강화 운동

걸려서 펴지지 않는 증상이 어느 정도 좋아졌다면 다시 생기지 않게 끔 예방하는 것도 중요합니다. 손을 직업적으로 많이 쓰는 사람은 손을 덜 쓰는 게 중요합니다. 손가락의 근력 강화 운동도 방아쇠 수지 예방에 도움이 됩니다.

걸리는 느낌이 있는 손가락을 아래 그림처럼 반대쪽 손바닥이나 책상 등에 손가락 끝을 위치시킵니다. 화살표로 표시되어 있는 관절을 적당히 구부리고 2초 정도 손바닥을 향해 누르면서 힘을 줍니다.

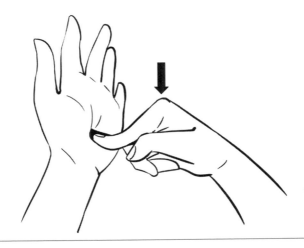

방아쇠 수지 근력 강화 운동
방아쇠 수지가 있는 손가락의 화살표 부위 관절을 구부린 후 다른 손바닥에 댑니다. 2초 정도 지그시 손바닥을 향해 눌러줍니다.

생각날 때마다 수시로 운동을 해주면 좋습니다. 손가락 끝마디에 무리가 될 수 있으므로 관절염이 있거나 통증이 있으면 무리해서 운동을 하지 않도록 합니다.

방아쇠 수지의 병원 치료

손을 많이 써서 생기는 병이므로 손을 덜 쓰도록 합니다. 진통소염제를 복용하여 힘줄의 염증을 가라앉힙니다. '딸깍'거리면서 걸리는 증상이 호전되지 않는다면 힘줄 주변부에 스테로이드 주사를 놓습니다. 주사는 한 번 정도만 시도해봅니다. 스테로이드가 힘줄의 붓기를 가라앉혀서 걸리는 느낌과 통증이 같이 좋아질 수 있습니다.

주사로 증상 호전이 없다면 수술을 고려합니다. 바늘을 이용해 활차를 터주는 비절개 수술도 있습니다. 비절개 수술일 경우 수술 직후 생활로의 복귀가 가능합니다.

증상이 심해서 절개를 해야 하는 경우에도 부분 마취하 0.5cm 정도 절개 후 5분 정도면 수술을 마칠 수 있습니다. 힘줄이 활차에 쓸리면서 찢어지고 해질 수 있습니다. 부분 파열된 힘줄이 뭉쳐서 활차에 걸리는 것이 방아쇠 수지의 원인이 될 수 있습니다. 절개 수술은 힘줄을 깨끗이 정리할 수 있다는 게 장점입니다.

5. 손가락 꺾을 때 '뚝' 소리 나는 이유

방아쇠 수지가 아니더라도 손가락 마디를 구부릴 때 '두둑' 소리가 나는 경우가 있습니다. 손가락 관절이 벌어지면서 관절액 안에 기포가 만들어지고 터지면서 나는 소리임이 최근에 밝혀졌습니다.

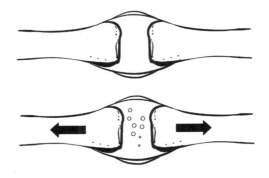

손가락 꺾을 때 나는 소리
손가락 두 뼈는 관절막으로 쌓여 있고 그 안에는 관절액이 존재한다. 두 뼈 사이의 간격이 벌어지면서 관절액 안에 기포가 생기고 이것이 터지면서 '뚝' 소리가 나게 된다.

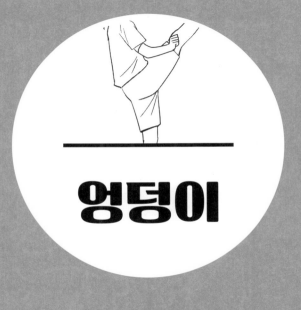

엉덩이

1. 엉덩이 관절

한자로 고관절이라 합니다. 엉덩이 관절은 우리 몸에서 가장 큰 관절입니다. 대퇴골과 비구가 만나 절구관절을 이룹니다. 대퇴골이 동그랗고 이를 감싸는 비구 안에서 움직이기에 관절 운동 범위가 넓습니다. 다른 절구관절로는 어깨 관절이 있습니다. 관절을 감싸고 있는 연골인 관절와순도 있습니다.

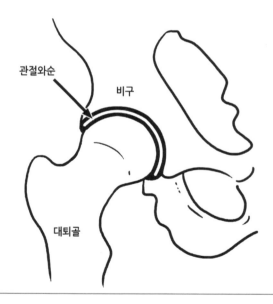

> **엉덩이 관절**
> 비구와 대퇴골의 골두를 연결하는 관절이다.

2. 고관절염

고관절염은 대부분 퇴행성으로 나이가 들면서 관절이 손상되어 발생합니다. 연골이 닳아 관절 간격이 줄어들고 불규칙해집니다. 발을 디디며 체중을 실을 때 엉치나 사타구니 쪽으로 통증이 옵니다. 이는 엉덩이 다리가 신경통처럼 저리는 허리 디스크, 협착증과의 차이점입니다.

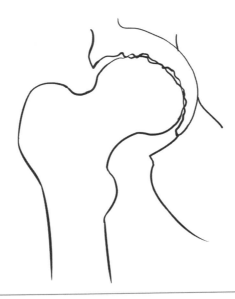

고관절염
대퇴골과 비구골 간의 간격이 줄어들고 관절면이 불규칙해진다.

고관절염을 허리 디스크, 협착증과 감별하는 방법

고관절염, 허리 협착증은 나이가 들면서 생기는 병으로 두 병이 동시에 오는 경우가 있습니다. 또 증상이 주로 엉덩이 통증으로 나타나기에 의사, 환자 모두 무엇이 통증의 원인인지 잘 모르는 경우가 많습니다.

고관절염은 주로 걸으며 몸무게를 실을 때 사타구니에 찌르는 듯한 통증이 있습니다. 양반다리를 하거나 다리를 꼬았을 때 사타구니의 통증도 고관절염을 알 수 있는 증상입니다. 다음에 나오는 검사법을 통해 고관절 병인지를 알 수 있습니다.

허리 병은 걷는 것이 아닌 가만히 있을 때, 앉아 있거나 누워 있을 때도 엉덩이 통증이 있습니다. 허리 협착증은 어느 정도 걷고 난 후에 ▲엉덩이, 다리로 내려오는 뻐근함 ▲종아리가 터질 것 같은 느낌이 있습니다. ▲엉치가 내려앉는 느낌 ▲뻐근한 느낌 ▲저린 느낌 ▲무딘 느낌 ▲내 살 같지 않다 ▲따갑다, 등으로 표현합니다. 허리 디스크는 누워서 다리를 일자로 펴고 들 때 엉덩이, 다리로 전기 흐르는 듯한 저림 증상이 있습니다. 허리 병이라 해서 항상 허리가 아픈 것은 아닙니다. 허리 병은 고관절, 무릎 관절의 움직임, 체중을 실을 때 느껴지는 통증과 관련이 없습니다.

고관절염의 다른 원인들

고관절염을 일으킬 수 있는 원인은 다양합니다. 나이가 들어서 발생하는 퇴행성관절염, 외상 이후에 발생하는 외상성관절염이 있습니다. 그 외에 감염으로 연골이 녹아버린 감염 후 관절염, 선천적 기형으로 비구 안으로 대퇴골이 들어가지 않아서 생긴 발달성고관절 이형성증, 대퇴골두가 커지는 LCP 병 등 다양한 질환이 고관절염을 일으킬 수 있습니다.

이 가운데 발달성고관절 이형성증은 신생아 때 발생하는 병으로 양쪽 사타구니 주름 개수가 다르면 의심할 수 있습니다. 병원에서 엑스레이나 초음파 검사를 하여 병을 진단한 후 치료를 시작하면 관절염 같은 합병증을 줄일 수 있으므로 조기 검진을 받는 것이 중요합니다.

고관절염의 병원 치료, 인공관절 수술

무릎과 마찬가지로 진통소염제, 체중 감량 등의 치료를 먼저 해봅니다. 이후에 관절 윤활액 성분의 히루안 주사도 놓을 수 있습니다.

걸을 때 절거나, 앉았다 일어날 때 사타구니 통증이 심하고, 방사선 검사상 뼈의 파괴나 변형이 심하다면 인공관절 수술을 시행합니다.

인공관절 수술은, 비구골 쪽에는 컵 모양의 인공관절을 꽂고, 관절염으로 상해버린 대퇴골은 잘라내고 인공관절을 꽂아서 두 인공관절을 결합시킵니다.

인공관절도 기계이기에 수명이 있습니다. 가장 큰 문제는 두 인공관절이 맞닿으면서 마모가 일어납니다. 이전에는 마찰 부위에 폴리에틸렌 물질을 사용했는데 마모가 심하게 일어났습니다. 요즘은 마찰 부위에 세라믹을 사용해 마모가 덜 되도록 하여 수명이 20년 이상 되도록 개선하였습니다. 세라믹은 도자기와 같은 성분입니다. 도자기가 몇백 년 이상 유물로 내려오듯이 마모나 산화가 최소화되는 것이 장점입니다.

인공관절을 비구, 대퇴골에 각각 두 개 넣는 것을 인공관절 전치환술이라 합니다. 이보다 간단한 수술을 인공관절 반치환술이라 합니다. 80세 이상의 고령 환자에게 대퇴골 골절이 있는 경우 인공관절 반치환술을 시행합니다. 골절의 경우에는 비구 쪽에 관절염이 거의 없으므로 컵을 삽입하지 않고 대퇴골에만 인공관절을 넣습니다.

3. 고관절 질환 자가 진단법

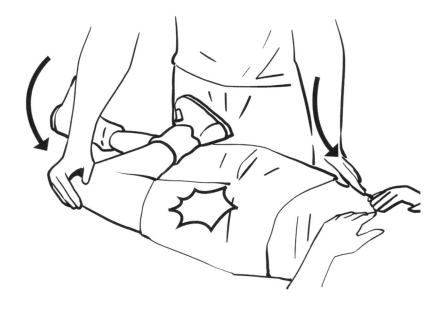

양반다리 검사

침대에 누워 아픈 고관절을 양반다리 모양으로 취하여 통증이 발생하는지 본다. 검사자가 있으면 한 손은 고관절을 고정하고 반대쪽 손으로 무릎을 누른다.

원래 이름은 Patrick 검사법이라 합니다. 아픈 사람이 침대에 눕고 아픈 고관절로 양반다리 자세를 취합니다. 검사자가 반대쪽 고관절을 한 손으로 고정하고 한 손으로는 무릎을 눌러서 고관절에 통증이 발생하는지 봅니다. 통증이 있으면 고관절에 병이 있을 가능성이 높습니다. 혼자서 양반다리를 하여 통증이 발생하는지 볼 수도 있습니다. 양반다리 동작 자체가 고관절에 많은 압력을 가해서 통증을 유발하게 됩니다.

한 발로 뛰기

고관절 병인지 척추 병인지 의심될 때 아픈 고관절 쪽 한 발로 살짝 뛰어봅니다. 고관절에 체중부하를 시켜 통증을 유발합니다. 이때 통증이 느껴지면 고관절 병을 의심해볼 수 있습니다.

※ 주의: ▲고관절 골절이 의심되는 경우 ▲골다공증이 심한 경우 ▲노환으로 본인이 할 수 없겠다는 생각이 들면 '한 발로 뛰기'는 절대 하지 말아야 합니다. 착지할 때 넘어질 수도 있으니 주위에 비상시 잡을 만한 구조물이 있는지 확인하고 '한 발로 뛰기'를 시도합니다. 옆에서 잡아줄 사람이 있을 때 하는 것이 좋습니다.

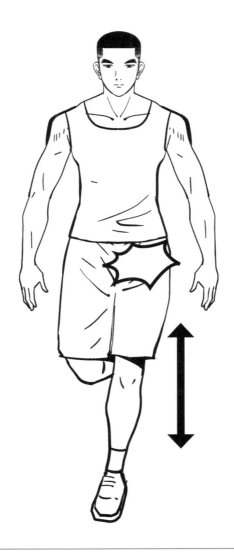

한 발로 뛰기
한 발 들고 뛰었을 때 사타구니 부위가 아프면, 고관절염을 의심해볼
수 있다.

4. 고관절 무혈성 괴사

대퇴골두로 가는 혈관에 문제가 생기면서 뼈가 삭는 괴사가 진행됩니다. 알코올중독 정도로 술을 많이 마시거나 고용량의 스테로이드를 장기간 사용했을 때, 또는 이유 없이도 많이 발생합니다. 앞의 고관절 염과 비슷하게 걸을 때 사타구니나 엉치가 아픕니다. 급성기에는 목발을 짚어 체중부하로 인한 충격을 줄입니다. 이로써 염증과 통증을 줄일 수 있습니다. 술, 담배도 끊어야 합니다. 통증이 지속된다면 병원 진료를 받고 수술적 치료가 필요할 수 있습니다.

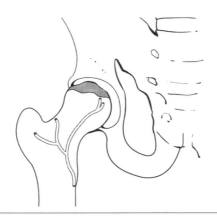

고관절 무혈성 괴사
대퇴골의 머리부위 뼈로 가는 혈관에 문제가 생기면서 뼈가 삭는다.

고관절 무혈성 괴사의 수술적 치료

초창기에는 통증을 줄이기 위해 목발보행 및 진통소염제를 복용합니다. 고관절 안에 염증성 관절액이 가득 차 있는 경우에는 이를 주사기로 뽑아내 극심통을 줄일 수 있습니다. 이런 치료를 했음에도 불구하고 사타구니 통증으로 걸을 때 힘들다면 수술적 치료를 고려합니다.

아직 뼈의 모양이 많이 무너지지 않은 초기 상태라면 다발성 천공술이나 중심 감압술이라 불리는 수술을 합니다. 고관절 옆에 작은 절개를 하고 뼈에 드릴로 구멍을 내는 수술법입니다. 이는 고관절 안의 압력을 낮춰주고 구멍 난 부위로 뼈가 자라 들어가면서 혈류 또한 좋아지는 효과를 기대합니다.

다만 괴사가 더 진행되거나 뼈 자체의 모양이 무너지는 경우에는 인공관절 수술을 해야 합니다. 보통 퇴행성관절염보다 젊은 나이에 인공관절을 해야 합니다. 따라서 인공관절 사용 기간을 고려하여 수술 시기를 결정해야 합니다. 요즘은 뼈의 손실을 최소화하는 금속과 인공관절의 마모가 적게끔 세라믹을 사용합니다.

무혈성 괴사에서 다발성 천공술 시행 후 인공관절 치환술
(The Journal of Arthroplasty 2008년 발표)

다발성 천공술을 받은 무혈성 괴사 환자에게 인공관절 치환술의 결과가 일반적인 일차 인공관절 수술과 차이가 있는지 확인하고자 하였다. 고관절 무혈성 괴사로 다발성 천공술을 받은 후 인공관절 치환술을 받은 36명의 환자와 무혈성 괴사로 바로 인공관절 치환술을 받은 39명의 환자를 비교하였다.

4~6년간 추적하였을 때 두 군 간에 임상적 결과의 큰 차이는 없었다. 하지만 다발성 천공술을 받고 인공관절을 한 그룹에서 수술시간이 더 걸리고, 출혈이 더 많았으며, 관절 운동 범위도 덜 나왔다.

다발성 천공술을 시행한 후 인공관절 치환술을 시행한 경우 단기적으로는 수술 관련 합병증이 더 많았지만 장기적으로는 결과의 차이가 없었다.

5. 고관절 관절와순 파열

관절을 싸고 안정성을 주는 연골인 '관절와순'이 찢어지면서 걷거나 양반다리 자세를 취할 때 통증이 생깁니다. 파열 초반에는 통증이 심한데 소염제 등을 먹으면 통증이 많이 좋아집니다. 이후에는 관절을 움직일 때 찌르는 듯한 통증이나 걸리는 느낌이 있을 수 있습니다. 주사 치료를 해도 호전이 안 되면 수술을 할 수 있습니다. 관절경으로 찢어진 연골을 다듬어주거나 봉합해줍니다.

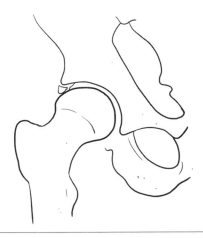

고관절 관절와순 파열
관절을 싸고 있는 연골 부위가 찢어지고 통증을 유발합니다.

고관절 관절경

정형외과에서 관절경은 그 사용법이나 수술 기술이 계속 발전하고 있는 분야입니다. 먼저 무릎에서 시작해 어깨로 활성화되었고 현재 수술 대부분이 관절경을 통해 이루어집니다. 이후 손목, 발목, 팔꿈치, 고관절에도 관절경이 사용되고 있고 그 수술법들은 계속 발전하고 있습니다. 고관절에서 관절경은 ▲관절와순 파열시 그 부위를 다듬어내거나 봉합할 때 ▲떨어진 연골, 뼈 조각을 제거할 때 ▲뼈가 자라나서 충돌이 될 경우 뼈를 갈아낼 때, 등에 사용합니다.

6. 엉덩이 점액낭염 및 근육 염좌

엉덩이 바깥쪽 뼈 부위를 '대전자'라고 부릅니다. '점액낭'이라는 것은 뼈와 근육 사이에서 윤활제 역할을 하는 주머니인데 마찰이 많으면 염증이 생기고 이를 '점액낭염'이라 부릅니다. 허벅지 옆 부위인 대전자 부위를 누르면 통증이 있습니다. 치료로는 쉬는 것, 그리고 진통소염제를 먼저 먹습니다. 통증이 줄어들면 스트레칭, 근력 강화 운동을 해줍니다.

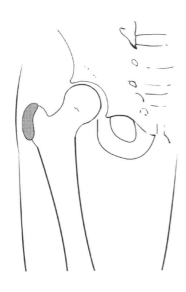

엉덩이 옆쪽 점액낭염
엉덩이 옆에 만져지는 뼈 위쪽을 대전자라 한다. 회색으로 표시된 부위가 대전자점액낭이고 이곳에 염증이 잘 생긴다.

앞을 때 엉덩이가 의자에 닿는 부위를 '치골'이라 부르고 여기에도 점액낭이 있습니다. 여기에 염증이 생기면 앉을 때 엉덩이 닿는 부위에 통증이 생깁니다. 엉덩이 닿는 부위에 쿠션 등을 깔고 앉아서 통증을 줄여줍니다. 진통소염제를 복용하고 통증이 심하면 주사 치료를 합니다.

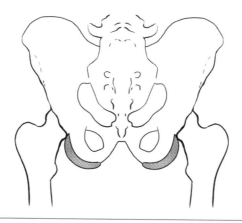

엉덩이 아래쪽 점액낭염
회색으로 표시된 부위가 앉을 때 엉덩이가 닿는 부위인 치골이다.
치골에도 점액낭염이 생기고 앉을 때 통증이 생긴다.

엉덩이 근육 염좌

무리한 운동, 타박상 후 엉덩이 근육 부위에 통증이 발생합니다. 마사지, 소염제, 근육 주사 등을 통해 통증을 줄이고 이후에 스트레칭, 근력 운동을 시행합니다.

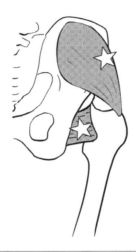

엉덩이 근육 염좌
위 그림의 별표로 표시한 근육 부위에 통증이 잘 발생한다.

7. 엉덩이 근육 스트레칭

엉덩이 관절은 골반과 다리를 이어주는 우리 몸의 가장 큰 관절입니다. 큰 근육들이 감싸고 있는데, 무리가 되면 근육통이 생길 수 있습니다. 근육통은 스트레칭을 통해 좋아질 수 있습니다.

누워서 하는 엉덩이 관절 스트레칭

하늘을 보고 누운 상태에서 다리를 반대쪽으로 넘기고 손으로 지그시 눌러줍니다. 아래 그림에서는 왼쪽 팔을 펴고 바닥에 닿게 유지하면서 왼쪽 다리를 오른쪽으로 넘깁니다. 왼쪽 몸이 약간 뜨게 되고 왼쪽 발을 우측 다리에 올리거나 공중에 띄운 상태에서 우측 손으로 왼쪽 무릎을 가볍게 눌러 엉덩이 관절과 허리 근육이 스트레칭되는 것을 느껴봅니다.

해당 스트레칭은 엉덩이 근육이 뭉쳤을 때 효과적입니다.

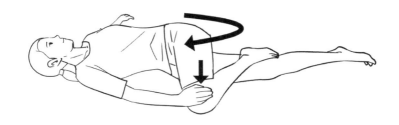

누워서 하는 엉덩이 관절 스트레칭
하늘을 보고 누워 왼쪽 팔을 펴고 바닥에 댄다. 왼쪽 다리를 우측으로 넘긴다. 우측 손으로 무릎을 눌러준다.

사타구니 스트레칭

발을 넓게 벌린 채로 기마자세를 해서 엉덩이 관절을 벌립니다. 무릎을 적당히 구부리면서 양손을 무릎에 짚습니다. 몸을 앞으로 하면서 허리가 구부러지지 않도록 펴줍니다. 몸통을 왼쪽으로 돌리면서 허리를 꼬고 우측 어깨가 아래쪽을 향하게 눌러줍니다. 우측 어깨를 누를 때 우측 손이 우측 무릎을 밀면서 우측 사타구니 관절이 스트레칭 되는 것을 느낄 수 있습니다. 반대쪽으로도 같은 동작을 합니다.

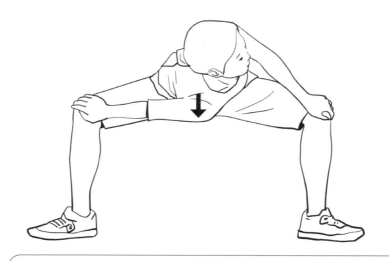

사타구니 스트레칭
다리를 벌리고 서서 허리를 숙인다. 어깨를 아래로 눌러주면서 팔로
무릎을 밀면 사타구니 스트레칭이 된다.

이 동작은 엉덩이 관절뿐 아니라 허리, 어깨 스트레칭도 같이 됩니다. 고관절 관절와순 파열의 급성 염증기 이후에 할 수 있는 스트레칭입니다. 엉덩이 관절이 굳었을 때 스트레칭을 해야 관절도 건강해집니다.

양손을 이용한 엉덩이 근육 스트레칭

서서 엉덩이 관절을 구부리면서 양손으로 정강이 앞쪽을 잡습니다. 양손을 이용해 무릎을 더 몸통 쪽으로 당깁니다. 무릎은 더 위로 향하고 몸통에 붙게 됩니다. 사타구니 앞쪽 근육 및 엉덩이 뒤쪽 근육이 시원해짐을 느낄 수 있습니다. 서 있을 때 균형을 잘 잡아 넘어지지 않도록 주의합니다. 바닥에 누워서 스트레칭을 해도 됩니다.

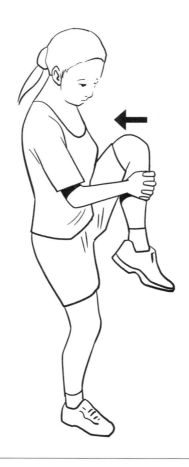

양손을 이용한 엉덩이 근육 스트레칭
양손을 이용해 정강이 앞쪽을 잡고 몸 쪽으로 당긴다.

다리 벌리고 앉았다 일어나기 근력 운동

관절 재활을 위해 스트레칭을 충분히 했으면 다음으로 근력 운동을 합니다. 엉덩이 관절 주변 근육을 강화하는 운동으로 '런지' 운동법이 있습니다. 양다리를 앞뒤로 벌리고 허리에 양손을 올립니다. 앞쪽 무릎이 90도가 되도록 무릎을 구부립니다. 몸이 앞이나 뒤로 쏠리지 않도록 일자로 내려오게 합니다. 앞쪽 무릎이 90도가 되면서 뒤쪽 무릎도 90도가 되도록 합니다. 균형을 잘 잡는 게 중요합니다. 엉덩이 관절 근육뿐 아니라 허벅지, 무릎의 근력 향상에도 도움이 됩니다. 앞뒤 발을 바꿔서 10회씩 2세트 정도 시행합니다.

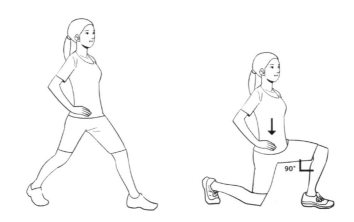

다리 벌리고 앉았다 일어나기 근력 운동(런지)
허리에 손을 올리고 다리를 벌리고 선다. 무릎을 90도로 구부리며 앉는다. 몸통이 앞으로 쏠리지 않고 직선으로 내려오게 신경 쓴다.

나중에 익숙해지면 아령을 들고 운동을 해도 좋습니다. 고관절에 좋은 근력 운동으로는 앞의 '허리 근력 강화 운동법' 장에 나오는 '데드리프트'도 있습니다. 아킬레스건의 스트레칭 효과도 있습니다.

위로 발차기

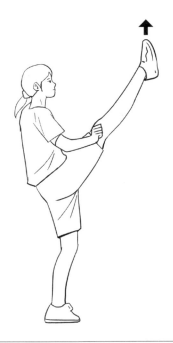

위로 발차기
똑바로 앞을 향해 다리를 뻗어 몸통으로 붙이는 느낌으로 하늘을 향해 찬다. 지탱하는 발뒤꿈치를 들어주면 더 높이 찰 수 있다. 넘어지지 않도록 주의한다.

앉았다 일어나기는 연세 드신 분도 시행하기 무리 없는 스트레칭 운동법인데 위의 내용은 몸의 균형을 잘 잡지 못하면 넘어지면서 크게 다칠 수 있으므로 주의해야 합니다. 고관절 스트레칭을 시원하게 할 수 있는 방법으로, 위로 발차기가 있습니다. 유산소 운동도 되므로 5회에서 10회 정도 해주면 다른 운동을 하기 전 몸풀기로도 좋습니다. 앞을 보고 무릎을 편 상태에서 위로 발차기를 합니다. 순간적으로 다리를 위로 찢어 몸통에 닿도록 합니다. 지탱하는 땅에 닿은 발뒤꿈치를 들어올려주면 다리 찢기가 더 잘 됩니다. 들어올리는 엉덩이 허벅지 뒷근육이 스트레칭됩니다. 바닥이 미끄러워 넘어지지 않도록 주의합니다.

옆으로 발차기

몸을 옆으로 섭니다. 상체를 옆, 뒤로 기울이고 무릎을 구부리면서 다리를 듭니다. 땅에 닿은 발은 몸통과 같은 방향이거나 조금 더 열리게 놓고 잘 지탱합니다. 다리를 허리 높이까지 들어올린 상태로 구부렸던 무릎을 펴면서 발을 뻗습니다. 지탱하는 쪽과 뻗는 쪽 엉덩이 양쪽 관절이 스트레칭됩니다. 위로, 옆으로 발차기는 몸의 균형을 잘 잡지 못하면 넘어지면서 크게 다칠 수 있으므로 주의를 해야 합니다.

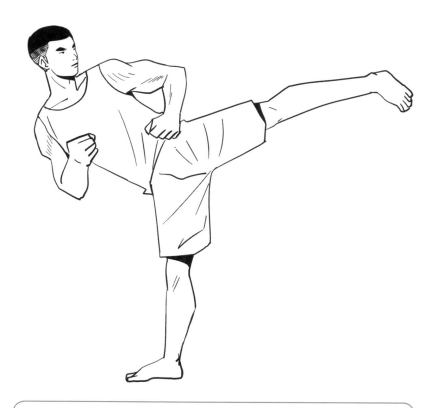

옆으로 발차기

우측 발을 바닥에 잘 딛고 몸을 뒤로 기울이면서 왼쪽 무릎을 구부렸
다가 뻗는다. 도움닫기를 하면서 해도 된다. 균형을 잘 잡아 넘어지지
않도록 한다.

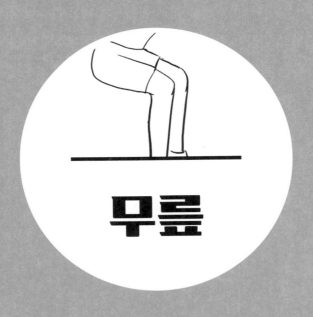

무릎

1. 무릎 관절

한자로 슬관절이라고도 부릅니다. 위쪽의 대퇴골과 아래쪽의 경골이 만나서 관절을 이룹니다. 뼈와 뼈 사이에서 충격을 흡수하고 관절염을 막는 반월상 연골이 있습니다. 소의 도가니가 무릎의 반월상 연골입니다. 무릎은 체중부하 관절인 고관절, 발목 관절에 비해 움직임이 많아서 병이 많이 생기는 관절입니다.

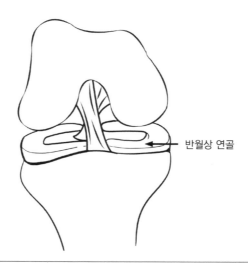

반월상 연골

무릎 관절
위의 대퇴골과 아래의 경골 사이에 충격완화 기능을 하는 반월상 연골이 있다.

2. 반월상 연골 파열

반월상 연골은 반달 모양으로 생겼다고 해서 붙여진 이름입니다. 나이가 들고 많이 쓰면서 연골이 찢어지기 시작하는데 이는 퇴행성관절염의 첫 단계가 됩니다. 아래 그림은 반월상 연골의 여러 파열 모양을 보여줍니다.

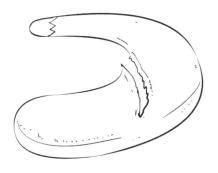

반월상 연골 파열
반월상 연골의 모든 부분이 찢어질 수 있다. 그림은 뒤쪽 부분 및 중간 부위 파열을 보여준다.

- 무릎을 구부리고 펼 때 무릎 관절에 통증이 있다.

- 의자에 앉았다 일어나거나 쪼그리고 앉았다 일어날 때 무릎 관절에 통증이 있다.

- 무릎 뒤쪽, 오금이 아프다.

- 계단을 오르내리거나 걸을 때 몸무게가 실리는 무릎에 통증이 발생한다.

- 무릎 안쪽 부위, 뼈와 뼈 사이에 들어가 있는 관절면 부위를 눌렀을 때 아프다.

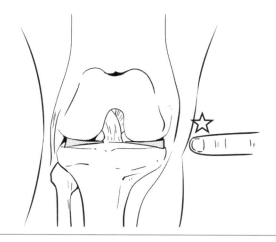

반월상 연골 파열 자가 진단
무릎 관절 부위를 손가락으로 눌렀을 때 통증이 있으면 반월상 연골 파열을 의심할 수 있다. 안쪽 연골 파열 발생 빈도가 더 높다.

반월상 연골 파열의 병원 치료

우선 진통소염제를 먹고 온찜질을 합니다. 무릎 근력 운동을 해서 극복할 수 있도록 해봅니다. 무릎이 많이 부어서 통증이 심하거나 구부리기 힘들다면 주사기로 물을 뽑고 히루안이라는 관절 윤활액 주사를 놓기도 합니다. 체중 감량 및 허벅지 근력 운동이 굉장히 중요합니다.

수술을 안 할 수 있다면 좋지만 수술을 해야만 하는 경우도 있습니다. 잘 쉬고 진통소염제를 복용했음에도 2주 이상 무릎 통증이 지속된다면 병원을 방문하는 게 좋습니다. 관절경으로 봉합이 가능한 시기를 놓칠 수 있기에 무릎 통증이 심하거나 오래되면 MRI를 찍어야 합니다.

반월상 연골 파열시 수술을 안 해도 되는 경우

반월상 연골 파열이 MRI상 확인되어도 항상 수술이 필요한 것은 아닙니다. 파열이 작거나 위아래로 분리된 모양의 경우에는 소염제로 급성 염증을 가라앉히고 통증이 줄도록 합니다. 이후에 근력 운동을 통해 무릎 관절을 건강하게 유지하도록 합니다. 반월상 연골이 위아래로 분리되며 찢어진 경우에 아래쪽 반월상 연골을 잘라내면 약 50%의 반월상 연골이 없어지며 그만큼 관절 보호 기능이 떨어지게 됩니다. 당장은 걸리적거리는 연골이 없어지니 통증은 좋아지지만 10년 이상을 보면 관절염이 더 빨리 오는 환경이 됩니다.

수술을 안 하고 지내다 보면 아래 찢어진 연골이 마모되어 자연히 없어지는 경우도 있습니다. 이 경우 수술을 한 사람과 안 한 사람의 10년 후 결과는 비슷할 수 있습니다. 다만 ▲급성기 통증이 좋아지지 않는 경우 ▲크게 찢어지는 것을 예방하기 위한 경우 ▲연골이 크게 찢어지고 봉합술을 해서 이득을 볼 수 경우인지를 의사가 잘 판단해야 합니다. 그러므로 경험 많은 의사의 설명을 들은 후 환자가 수술을 받을지 결정해야 합니다.

반월상 연골 부분 절제술

반월상 연골 파열의 많은 경우에 찢어진 연골을 잘라내거나 다듬는 수술을 합니다. 이를 반월상 연골 부분 절제술이라고 합니다. 무릎에 물이 차는 것은 찢어진 연골이 무릎을 구부리고 펴는 데 걸리적거리면서 자극을 주고 염증물이 생기는 상황입니다. 반월상 연골은 피가 안 통하는 구조물로 자연적으로 찢어진 부위가 아물지 않습니다.

관절경하 부분 절제술은 0.5cm의 작은 피부 절개를 통해 찢어진 연골이 더 크게 찢어지지 않고 염증물을 만들어내지 않도록 다듬어내는 수술법입니다. 자극을 주는, 안 좋은 해진 반월상 연골을 잘라내고 건강한 부위의 연골이 더 크게 찢어지지 않도록 다듬어주는 원리입니다.

반월상 연골 절제술을 꼭 해야 하는 경우는 반월상 연골이 크게 찢어지면서 뒤집히거나 뼈 사이에 끼어서 극심통을 유발하고 무릎을 구부리지도 펴지도 못하게 될 때입니다.

반월상 연골 봉합술

반월상 연골 파열 중 봉합이 가능한 모양이 있습니다. 봉합이 필요할 정도로 찢어진 반월상 연골은 대부분 충격흡수 기능을 잃어버린 상태입니다. 실을 통해 찢어진 반월상 연골을 꿰매주면 충격흡수 기능이 되살아나고 추후 퇴행성관절염이 발생할 확률도 줄어듭니다. 봉합술의 결과가 좋으려면 가장 중요한 점이 빨리 발견하고 빨리 수술하는 것입니다. 반월상 연골의 찢어진 부분이 너무 많이 해지면 봉합이 어려울 수 있습니다. 반월상 연골의 충격흡수 기능이 없는 상태에서는 대퇴골과 경골 두 뼈가 맞닿으면서 골연골의 손상이 와 퇴행성 변화가 진행됩니다. 한번 손상된 골연골은 되돌릴 수 없습니다. 그러므로 반월상 연골이 너무 많이 닳아 없어지거나, 골연골이 손상되는 것을 막기 위해서라도 봉합술이 필요한 반월상 연골은 빨리 수술을 해야 합니다.

반월상 연골 절제술과 봉합술 비교

반월상 부분 절제술은 수술 후 바로 걸을 수 있어 환자가 편합니다. 봉합술은 한 달간 목발을 짚어야 해서 불편합니다. 봉합한 반월상 연골이 아무는 한 달 동안 보호를 해줘야 해서 목발, 보조기를 착용합니다. 불편하더라도 봉합이 가능한 상황이라면 봉합술이 환자에게 더 좋습니다.

원판형 연골

반달 모양의 반월상 연골은 가운데가 비어 있습니다. 원판형 연골은 선천성 기형으로 가운데에도 연골이 있어서 반달 모양이 아닌, 보름달이나 원판 모양으로 보입니다. 퇴행성의 경우에는 안쪽 반월상 연골의 파열이 더 많지만 원판형 연골은 주로 바깥쪽에 많이 생깁니다.

원판형 연골은 뼈와 뼈 사이에서 충격흡수 기능이 더 좋을 것 같지만 마찰이 많이 되어 40대 이후 파열이 잘 되므로 부분 절제술이나 봉합술을 해야 할 수 있습니다.

반월상 연골 이식술

주로 원판형 연골의 파열을 늦게 발견한 경우 바깥쪽 반월상 연골이다 없어질 수 있습니다. 젊은 환자라면 이 상태로 두었을 때 추후 퇴행성관절염이 발생할 확률이 매우 높아집니다. 이를 막기 위해 반월상 연골 이식술을 합니다. 죽은 사람의 반월상 연골을 이식이 가능하도록 처치하고 이를 관절경을 통해 봉합해줍니다.

내측 반월상 연골 기시부파열에 매듭 없는 봉합법
(*The Knee* 2016년 발표)

매듭 없는 봉합나사를 이용하면 기존의 수술법보다 더 빠르고 간단하게 내측 반월상 연골 기시부파열을 봉합할 수 있다. 생역학적으로도 봉합나사를 경골에 바로 고정하는 데 장점이 있다.

논문에 실은 새로운 봉합술 방법

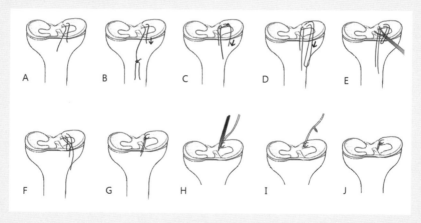

3. 무릎 근력 운동

허벅지 앞쪽 근육의 이름은 대퇴사두근입니다. 무릎에서 제일 중요한 근육입니다. 이 근육을 잘 키워야 무릎 관절염을 예방할 수 있고 무릎 통증도 줄어들어서 연골파열, 퇴행성관절염을 극복할 수 있습니다.

무릎 펴기 근력 강화 운동

헬스장에서 레그익스텐션leg extension이라는 운동기구를 이용합니다. 무게를 단계적으로 올리면서 운동을 하면 근육 크기를 키울 수 있습니다. 무릎을 펴면서 마지막에는 발끝은 세워주고 허벅지에 힘을 한 번 더 줍니다. 이를 하루 10회씩 3세트 반복합니다. 헬스장이 아니더라도 일반 의자에 앉아 무릎을 완전히 펴면서 발끝을 몸 쪽으로 당기며 허벅지 근육에 힘을 줍니다. 운동의 효율을 높이기 위해 발목에 모래주머니를 찰 수도 있습니다.

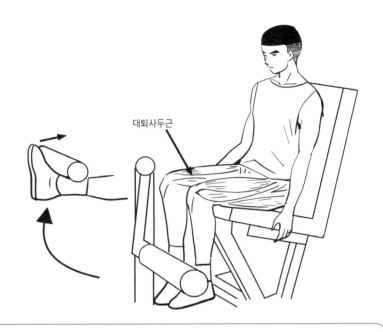

대퇴사두근

> 무릎 펴기 근력 강화 운동
> 무릎을 펼 때 발끝을 몸 쪽으로 향하게 당기면서 허벅지에 힘을 준다.

투명의자에 앉았다 일어나기 운동

'스쿼트' 운동법이라고 불립니다. 발을 어깨 너비로 벌리고 섭니다. 허리와 어깨를 편 상태로 무릎을 구부립니다. 뒤에 의자가 있다 생각하며 앉습니다. 넘어지지 않도록 주의해야 하며 나이가 많아 자신이 없다면 진짜 의자를 뒤에 놓고 앉는 것이 안전합니다. 앉는 동작에서 무릎이 발 앞으로 너무 나오지 않게끔 정강이가 직각으로 일자가 유지되도록 신경 씁니다. 가능하면 무릎이 90도 구부러질 때까지 앉았다 다시 일어섭니다. 하루 10회, 3세트씩 반복합니다. 근육을 키우려면 아령 또는 역기를 등이나 어깨에 메고 운동을 합니다.

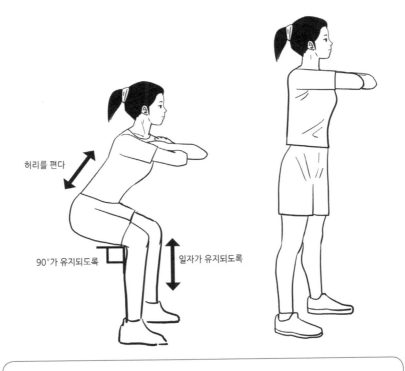

허리를 편다

90°가 유지되도록

일자가 유지되도록

투명의자에 앉았다 일어나기 운동

허리를 편 채 뒤에 의자가 있다 생각하고 앉는다. 무릎과 정강이가 앞뒤로 흔들리지 않으며 일자가 되도록 유지하고 무릎은 90도 각도까지 구부린다. 허벅지 힘으로 일어선다.

반월상 연골 파열시 재활 운동

평지 걷기

연골 파열 초기에는 염증이 있어 운동하기 불편할 수 있지만 일주일 정도 소염제를 복용하고 쉬고 난 후 통증이 어느 정도 가라앉으면 평지 걷기를 시작합니다. 무릎에 통증이 있다면 지팡이나 등산 스틱을 잡고 10~15분씩 나누어서 수차례 걷기를 시도합니다. 매주 5~10분씩 걷는 시간을 늘려 50분~1시간 매일 걷도록 합니다. 걷는 운동으로 기대할 수 있는 효과는 체중 감량, 근력 향상입니다. 그 외에 허리 근력 강화, 고관절, 발목 관절 질환에도 좋은 만능 운동입니다. 가급적 경사는 피하도록 합니다. 구두를 신고 핸드백 등을 손에 든 채 딱딱한 아스팔트나 보도블록을 오르내리는 출퇴근길 걷기는 오히려 무릎 통증을 증가시킬 수 있고, 가다 서다를 반복하여 빨리 걷기에 비해 운동 효과가 떨어지므로 위에서 말하는 걷기 운동 시간에 포함시키지 않습니다.

몸무게 감량

무릎뿐 아니라 허리, 고관절, 발목 등 체중부하 관절은 몸무게와 밀접한 관련이 있습니다. 몸무게를 줄이면 이런 부위의 통증들이 좋아질 수 있습니다. 관절에 무리가 안 되면서 제일 좋은 운동법은 평지 걷기입니다. 젊었을 때와 비교해서 똑같은 정도의 운동을 해도 그만큼 몸무게가 줄지 않습니다. 몸의 신진대사 능력이 떨어져 더 많이 운동을 해야 체중이 빠집니다. 그러므로 식단 조절이 중요합니다. 밥의 양을 줄여보고 저녁식사, 야식, 술, 단 음식 등을 줄입니다.

※ 추천 한 끼 식단: 우유 반 컵, 적은 양의 생선이나 고기, 먹고 싶은 만큼의 야채(무, 양배추 등), 잡곡밥 70g, 약간의 아몬드나 브라질너트.

그 외에 좋은 운동

실내 운동용 자전거나 진짜 자전거를 타는 게 무릎이 안 좋은 사람들에게 적합한 운동입니다. 체중부하가 되지 않으면서 근력 운동, 체중 감량에 도움이 됩니다. 이와 비슷한 이유로 물속에서 걷기 운동이 무릎에 좋습니다. 수영장에 가기 힘들다면 목욕탕 물속에서 걸어도 됩니다. 운동량을 늘리려면 아쿠아로빅에 참여하는 게 제일 좋습니다.

하지 말아야 할 운동이나 자세

일상생활을 하면서 무릎 관절에 무리가 가는, 안 좋은 운동이나 습관들이 있습니다. 가장 흔하게는 계단 오르내리기가 있습니다. 계단을 내려올 때 몸무게 8배의 충격이 무릎에 가해집니다. 연골이 찢어지거나 관절이 다칠 수 있습니다. 어떤 분들은 아파트 계단을 걸어 올라갔다가 엘리베이터를 타고 내려오는 운동을 하기도 합니다. 계단을 올라가는 것은 무릎 근력 향상에 도움이 되지만 내려올 때 연골 손상을 일으킬 수 있습니다. 마찬가지 이유로 등산 같은 경사로 걷기보다는 평지에서 빨리 걷기를 추천합니다. 마라톤 같은 뛰기 운동도 근육이 좋지 않으면 무릎에 무리가 됩니다.

등산, 탁구, 배드민턴 등 활동적인 운동이 취미인데 무릎이 아프다면 근력 운동을 충분히 해서 근육이 충격흡수를 할 수 있을 정도로 발달이 된 후에나 격한 운동을 시작해야 합니다. 위의 운동을 할 때 무릎에 찌르는 듯한 통증이 느껴지거나 붓는다면 근육을 더 키우거나 체중 감량이 필요합니다.

4. 무릎 퇴행성관절염

나이가 들면서 안쪽 무릎 연골이 찢어지고 뼈가 닿게 되면서 퇴행성관절염이 생깁니다. 퇴행성관절염을 앓는 여성 환자 대부분은 다리가 알파벳 O 자 모양으로 휘게 됩니다. 오다리로 휜 관절은 무릎 안쪽에 힘이 많이 가해지면서 안쪽 관절염의 진행속도가 더 빨라지게 됩니다. 걸을 때 몸무게가 실리면서 통증이 오고 심한 경우에는 절룩거리게 됩니다. 앉았다 일어날 때 아프고 바닥에 앉기가 힘든 경우도 있습니다. 오래 걷고 나면 저녁에 누워 있을 때 무릎이 쑤시는 것도 퇴행성관절염의 증상입니다.

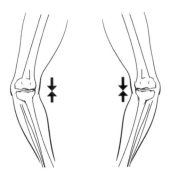

무릎 퇴행성관절염
무릎이 일자여야 하는데 다리가 O 자 모양으로 휘고 안쪽 무릎에 관절염이 생깁니다.

무릎 관절 안에는 정상적으로 윤활액 역할을 하는 관절액이 있습니다. 무릎에 물이 찬다는 것은 비정상적으로 물의 양이 많아지고 무릎을 구부리고 펴는 과정에 불편감을 일으키는 상황입니다. 반월상 연골 파열, 골연골 손상 부위가 나빠지면서 염증성으로 관절액이 많아집니다. 무릎을 펴고 슬개골을 눌렀을 때 슬개골이 아래로 눌렸다가 위로 다시 올라오면 무릎 관절 안에 물이 찬 상태입니다.

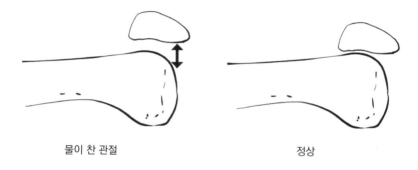

물이 찬 관절   정상

물이 찬 무릎 관절
무릎에 물이 찼는지 단순히 부은 건지 알기 위해 뚜껑뼈를 눌렀다가 놓아본다. 물이 찼다면 뚜껑뼈가 아래로 내려갔다가 다시 올라오는 것을 느낄 수 있다. 관절 안에 물이 없지만 겉에서 봤을 때 붓기만 있는 경우에는 뚜껑뼈가 대퇴골에 닿아 있어 눌리는 느낌이 없다.

물이 찬 무릎과 부은 무릎의 차이점

무릎이 부은 것과 물이 찬 것은 다릅니다. 무릎이 부은 것은 관절 안에 물이 차지 않고 무릎 주변 근육, 지방층의 염증으로 부종이 있는 경우입니다. 물이 찬다는 것은 관절 안에 연골이 찢어지거나 관절염이 심각한 상태로 염증성 물이 차는 상황입니다. 원인을 치료하지 않고서 주사기로 물만 뽑아내는 것은 근본적인 해결책이 되지 않으며 감염 가능성만 높이므로 권장하지 않습니다. 다만 물이 너무 많이 차서 통증이 심하거나, 무릎이 구부러지지 않는 경우, 세균성 감염 등이 의심되어 이를 확인해야 하는 경우에는 주사기로 물을 뽑아야 합니다.

무릎 퇴행성관절염의 수술적 치료

일차적으로 진통소염제, 히루안 주사로 치료해봅니다. 체중 감량 및 허벅지 근력 운동 또한 중요합니다. 이러한 치료로도 걷기가 불편하고 무릎이 아프다면 수술적 치료를 고려합니다.

초기 관절염

우선 반월상 연골이 찢어져 충격흡수 기능을 못하게 되면 관절경을 통해 반월상 연골 봉합술을 시행합니다. 골연골이 닳아서 뼈가 노출될 수 있습니다. 골연골 손상 정도가 작다면 미세천공술을 시행합니다. 자기 뼈에 작은 구멍을 내면 피가 나오면서 골연골이 다시 재생됩니다. 골연골 손상 부위가 크다면 미세천공술만으로는 연골 재생이 어렵기 때문에 줄기세포를 이식해주는 것이 결과가 좋습니다. 다만 비용이 비싼 것이 단점입니다.

중기 관절염

퇴행성관절염의 수술 방법 결정시에 환자의 나이가 중요한 고려 요소입니다. 10년, 20년 뒤의 결과까지도 좋아야 하기 때문입니다. 환자 나이가 아직 60이 넘지 않았는데 다리가 O 자로 휘고 안쪽 부분 관절염이 심하다면 휜다리 교정술을 시행할 수 있습니다. '근위경골절골술'이라고도 합니다. 오다리로 휜 경골 부위에 실금을 내어 벌려준 후 금속판으로 고정합니다. 벌려지면서 빈 부위에는 뼈 이식을 해줍니다. 휜다리가 일자로 펴집니다. 안쪽으로 체중이 실리면서 안쪽 관절이 손상되던 것도 체중이 바깥으로 실리면서 건강한 바깥쪽 관절을 사용하게 되어 통증이 줄어듭니다. 상황에 따라 미세천공술이나 줄기세포 이식술을 같이 해줄 수 있습니다. 근래 개발된 유전자 주사도 관절염 3기에 시행할 수 있습니다.

심한 관절염

무릎 인공관절 수술은 퇴행성관절염의 최종 치료법입니다. 손상된 뼈 부위를 잘라내고 금속 인공관절을 씌워줍니다. 오다리도 일자로 교정이 되고 디딜 때 아픈 통증도 없어져 절룩거리지 않고 걸을 수 있게 됩니다. 주로 65세 이상의 환자에게서 인공관절 치환술을 고려합니다. 제가 환자분에게 인공관절 수술을 권유하는 경우는 관절 손상이 심하고, 무릎이 아파서 절룩거리거나 30분을 못 걸을 때입니다. 인공관절 수술 후 무릎을 다 못 구부리진 않을까 걱정하시는 환자분들이 계시지만 요즘은 수술 후 5일 이내에 끝까지 구부리게끔 재활을 마치고 퇴원이 가능합니다. 수술 다음 날부터 바로 발을 딛고 걸을 수 있습니다. 수술 이후에도 무릎 통증이 남는 경우가 있는데 이는 대부분 인공관절의 문제가 아니라 무릎 주변의 근육과 지방에 수술 전 원래 있던 염증 때문입니다. 구부리고 펴는 과정에서 통증이 생깁니다. 인공관절을 전체적으로 다 하는 경우가 훨씬 많지만 관절 안쪽만 시행하거나 뚜껑뼈 부위만 부분적으로 인공관절 수술을 하는 기구들도 있습니다.

퇴행성관절염과 오다리가 한쪽만 더 심하게 올 수 있습니다. 예를 들어 우측 무릎이 많이 아프면 왼쪽 무릎을 더 많이 사용하게 되면서 왼쪽 무릎 관절염도 빨리 진행될 수 있습니다. 그러므로 한쪽 무릎에 통증이 있다면 빨리 치료를 받아서 다른 쪽 무릎이 더 나빠지는 것을 막는 것이 중요합니다.

무릎 퇴행성관절염의 새로운 치료법: 유전자 주사

비수술적 치료법 중 하나인 무릎 히루안 주사는 그 효과가 오래가지 않습니다. 일주일 간격으로 세 번 맞는 주사가 일반적입니다. 6개월에 한 번 맞는 히루안 성분의 주사도 개발되었습니다.

국내 제약회사에서 퇴행성관절염 3기 환자를 치료할 수 있는 유전자 주사를 개발했습니다. 10명 중 약 8명에게서 통증 감소 효과가 3년간 유지됩니다. 수술을 원하지 않는 환자, 고령으로 수술이 부담스럽거나 불가능한 환자, 수술하기 전 가능한 비수술적 치료를 다 해보고 싶은 경우에 시행할 수 있는 좋은 치료법입니다. 일반 주사처럼 맞고 바로 퇴원이 가능합니다. 효과는 약 3개월 후부터 나타납니다. 2년 후에도 추가적으로 주사를 맞을 수 있습니다. 다만 비싼 가격이 단점입니다.

무릎 관절염 치료의 기본은 체중 감량과 허벅지 근력 운동입니다. 어떤 수술이나 비싼 주사를 맞아도 위의 두 원칙이 지켜지지 않으면 결과가 좋지 않습니다. 주사, 수술 후에도 재활 운동을 열심히 해야 합니다.

유전자 주사

은상수 원장이 퇴행성관절염 치료에 주삿바늘보다 얇은 미니 내시경을 이용한 유전자세포치료를 시작, 국내 관절염 환자들에게 희소식이 될 것으로 보인다.

유전자세포치료 주사는 항염증 작용을 하는 'TGF-$\beta\beta$1 유전자'가 들어간 세계 최초의 골관절염 동종 세포유전자 치료제로, 코오롱 생명과학에서 개발했다. 국내 임상시험을 완료, 지난 7월 식약처로부터 신약으로 허가를 받았으며 현재 미국 FDA 3상 시행 중에 있다.

미국과 국내 임상시험을 통해 수술 없이 단 한 번의 주사만으로 2년에서 길게는 4년간 통증 감소 효과가 유지되는 것으로 확인됐다. 이는 뚜렷한 통증 감소, 기능 개선 효능을 보인 것으로, 연구에 참여한 미국 의사들도 관절염 치료에 새로운 이정표가 될 것으로 기대하고 있다.

유전자세포치료 주사의 가장 주요한 효과는 무릎 기능 개선 및 통증 완화이다. 골관절염 환자의 관절강(뼈와 뼈 사이 틈새)에 주사해 무릎 관절 안의 염증을 줄이고 관절염의 진행을 늦춰준다.

은상수 원장은 주삿바늘보다 얇은 미니내시경을 이용해 유전자세포치료 주사를 시술한다. 부분 마취하에서 일반 주사와 똑같이 맞을 수 있으며, 치료시 소요되는 시간 역시 5분가량으로 매우 짧다. 완벽한 무균 상태를 만들고 감염을 방지하기 위해 소독포를 덮고 미니내시경을 사용한다.

은상수 원장은 "퇴행성관절염은 주사나 수술로 완치되는 것이 아니지만 꾸준한 관리로 효과를 볼 수 있다. 유전자세포치료 주사는 절개나 마취 등이 불필요하며, 수술적 치료 없이도 치료 효과가 좋아 장기적인 관절염 치료에 큰 도움이 될 것으로 기대한다."라고 말했다.

아랍에미리트 환자에게 미니내시경 '유전자 주사 치료' 성공

은상수 원장이 수년 동안 퇴행성관절염을 앓아온 아랍에미리트 환자에게 미니내시경을 이용한 유전자세포치료 주사를 시행, 무릎 통증 치료에 성공했다.

치료를 받은 아랍에리미트 샴사 알 불루시(여 50) 씨는 오랜 기간 심각한 무릎 통증을 겪어오다 지난 2009년 관절경 수술을 받았다. 하지만 걷지도 못하고 잠을 자지도 못하는 고통에 시달려야 했다. 그러다 은상수 원장에게 치료를 받고 난 그녀는 "걷기도 편안해졌고 통증이 없어지니 무엇보다 잠을 잘 수 있게 되어 기쁘다. 무릎 통증을 치료하고자 수소문해 한국까지 왔는데 의료진께 정말 감사하게 생각한다. 관절통을 겪고 있는 주변 지인들에게 강력하게 추천하겠다."라며 밝게 미소 지었다.

샴사 씨의 주사 치료를 시행한 은상수 원장은 "주사제가 근육으로 들어가면 치료 효과를 못 볼 수 있고 주삿바늘이 연골을 상하게 하거나 관절염을 악화시킬 위험이 있기 때문에 정확히 주사를 놓는 것이 매우 중요하다."면서 "미니내시경을 이용하면 관절 안을 눈으로 확인하고 주사액을 정확하게 주입할 수 있다."고 설명했다.

5. 무릎 앞쪽 관절염

일반적인 무릎 관절염은 대퇴골-경골의 관절염을 뜻합니다. 무릎이 펴진 상태에서 발을 디딜 때 통증이 있습니다. 슬개-대퇴 관절염은 무릎 앞쪽에 만져지는 뚜껑뼈인 슬개골과 대퇴골 간의 마찰로 일어납니다. 주로 무릎을 구부리고 펼 때 앞쪽에 통증이 발생합니다. ▲계단을 오르내리거나 ▲앉았다 일어날 때 ▲기차, 버스, 비행기를 타느라 오래 앉아 있을 때 통증이 발생합니다.

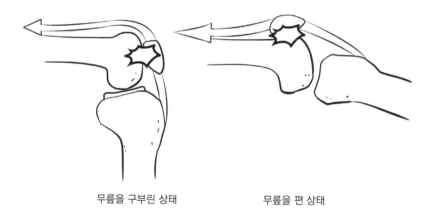

무릎을 구부린 상태   무릎을 편 상태

무릎 앞쪽 관절염
무릎을 구부리고 펴면서 앞의 뚜껑뼈가 대퇴골과 부딪쳐 관절염이 생긴다.

뚜껑뼈 압박 검사

슬개-대퇴 관절염이 있는지를 보는 검사로 무릎을 펴고 뚜껑뼈를 눌렀을 때 통증이 느껴지면 슬개-대퇴 관절염을 의심할 수 있습니다.

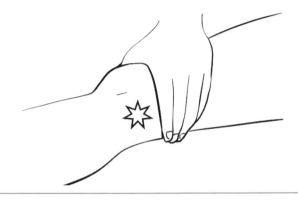

뚜껑뼈 압박 검사
무릎을 편 상태에서 뚜껑뼈를 눌러 대퇴골에 압박을 가한다. 뚜껑뼈-대퇴골에 관절염이 있으면 누를 때 통증이 있다.

무릎 앞쪽 관절염의 재활 치료

무릎 앞쪽 관절염이 있을 때는 대퇴사두근이라 불리는 허벅지 근육 강화 운동을 하면 좋습니다. 허벅지 근육이 두꺼워지면 뚜껑뼈가 뼈에 닿는 압력이 줄어 통증이 감소합니다.

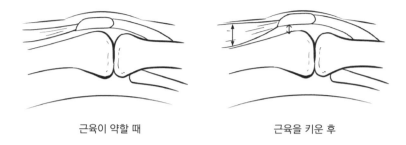

근육이 약할 때 근육을 키운 후

> **허벅지 근력 운동의 효과**
> 왼쪽 그림처럼 허벅지 근육이 약할 때는 뚜껑뼈가 대퇴골에 닿지만 우측 그림처럼 허벅지 근육이 두꺼워지면 뚜껑뼈와 대퇴골의 간격도 넓어져서 관절염의 증상이 좋아진다.

무릎 앞쪽 관절염의 수술적 치료

수술이 필요한 경우는 많지 않지만 여러 치료를 했음에도 통증이 심하다면 수술을 고려해봅니다. 외측지대유리술이라는 수술법입니다. 관절경을 이용하여 뚜껑뼈 바깥쪽을 잡아주는 근육막을 잘라줍니다. 무릎을 구부릴 때 뚜껑뼈와 대퇴골이 압박되는 압력이 줄어들어 통증이 감소합니다. 이외에도 미세천공술, 부분 인공관절 치환술 같은 수술법이 있습니다.

6. 무릎 수술 후 재활 운동

무릎 인공관절 수술을 하고 나면 수술 직후부터 무릎을 구부리고 펴는 운동 치료를 곧바로 시작해야 합니다. 무릎을 자동으로 구부리고 펴주는 기계에 다리를 넣고 치료를 받을 수도 있고 물리치료사가 무릎을 꺾어주는 치료를 하기도 합니다. 일주일 정도 지난 후 퇴원해서도 혼자 무릎 구부리는 연습을 계속 해야 합니다. 반월상 연골 봉합술을 하면 보통 무릎 보조기를 약 한 달간 착용하게 됩니다. 무릎 인대 손상으로 깁스 등을 하고 나면 무릎이 굳기 때문에 무릎이 온전히 펴지고 구부러지기 위해서는 재활 치료를 받아야 할 수 있습니다.

다리 들기 운동: 허벅지 근력 강화 운동

누운 상태에서 무릎을 펴고 발끝을 몸 쪽으로 올려 당기면서 허벅지 앞쪽 근육이 딱딱해지도록 힘을 줍니다. 편 다리를 지면으로부터 45도 정도 올린 상태에서 천천히 '하나, 둘, 셋' 3초를 버티고 천천히 다리를 내립니다. 이를 하루 10회, 3세트씩 반복합니다. 이 운동은 무릎 인공관절 수술을 하고 그날이나 그다음 날부터 바로 시작할 수 있습니다. 무릎 관절경 수술을 받은 이후에도 이 운동을 바로 시작합니다. 허벅지 앞쪽 근육 강화에도 도움이 될 뿐 아니라 수술 후 너무 오랫동안 누워 있어서 생긴 피떡이 다리 혈관을 막는 혈전증을 예방할 수 있습니다.

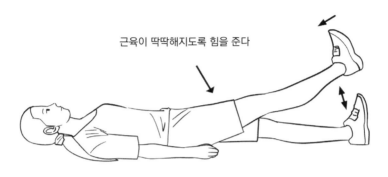

근육이 딱딱해지도록 힘을 준다

> **다리 들기 운동**
> 바닥에 누운 상태에서 발끝은 몸 쪽으로 당기며 허벅지에 힘을 준다.
> 이후에 다리를 45도 정도 들어 3초간 버틴 후 천천히 내린다.

수술 직후에 통증이나 힘이 안 들어가서 다리를 못 들 수 있는데 이때는 다음에 나오는 '다리 받쳐 들기'를 하면 됩니다.

다리 받쳐 들기

수술 직후 통증 때문에 힘이 안 들어가서 다리를 들기 힘들 수 있습니다. 이럴 경우 반대쪽 발로 수술한 발 아래를 받쳐서 다리를 들어줍니다. 점차 아래 받치는 다리의 힘을 줄이면서 연습을 하면 수술한 한 다리로도 들 수 있게 됩니다.

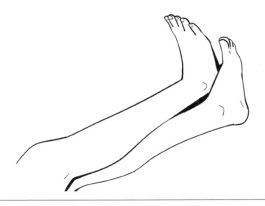

다리 받쳐 들기
수술 안 한 발을 수술한 다리 밑으로 넣고 수술 안 한 다리의 힘을 이용하여 다리 들기 운동을 한다. 점차 수술 안 한 다리의 힘을 빼면서 운동을 하다 보면 수술한 다리만으로도 다리 들기가 가능해진다.

무릎 운동 범위 회복 운동

무릎 수술 후에는 무릎이 다 안 구부러지고 안 펴질 수 있습니다. 정상적으로 다 구부러지면 종아리가 허벅지에 닿습니다. 일자로 무릎이 다 펴져야 정상입니다.

무릎 펴기 운동

관절 구축은 무릎이 일자로 다 펴지지 않는 경우를 뜻합니다. 인공관절 수술 후 흔히 있을 수 있는 증상인데 무릎 구부리는 것보다는 쉽게 먼저 회복됩니다. 눕거나 앉은 상태에서 무릎을 쫙 펴 무릎 뒷부분인 오금이 바닥에 닿게끔 합니다. 발목 아래에 수건을 말아서 놓아도 좋습니다. 무릎 아래에 사과가 있다 여기고 이를 무릎 뒤로 눌러서 깬다는 생각으로 다리를 폅니다. 3초간 편 상태로 버텨봅니다. 이 방법으로도 무릎이 다 안 펴진다면 허벅지 위를 손으로 누르거나 무거운 책을 올려놓고 TV 등을 시청해도 됩니다.

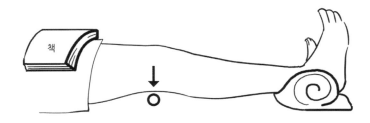

무릎 펴기 운동
눕거나 앉은 상태에서 발목 뒤에 수건을 받친다. 무릎 아래에 사과가 있고 이를 눌러서 깬다는 생각으로 무릎을 쫙 편다.

무릎 구부리기 운동

무릎 수술을 하고 나면 무릎이 끝까지 구부러지지 않는 경우가 있습니다. 발이 엉덩이까지 닿거나 종아리가 허벅지에 닿는 게 정상인데 이것이 안 되는 상황입니다.

두 손으로 발목을 잡고 몸 쪽으로 당깁니다. 최대한 지그시 당깁니다. 어느 정도 통증이 느껴져도 더 진행해야 다음에 운동할 때 더 구부릴 수 있습니다. 실밥 제거를 했다면 따뜻한 물로 목욕을 하거나 온찜질을 하고 난 후에 운동을 하면 더 효과적입니다.

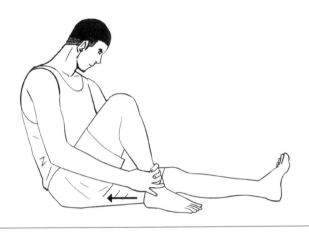

무릎 구부리기 운동
바닥이나 침대에 앉아서 두 손으로 발목을 잡고 몸 쪽으로 당긴다.

발목을 잡기 힘들 정도로 무릎이 안 구부러지는 초기에는 아래 소개하는 '수건으로 당기기'를 참고하세요.

수건으로 당기기

처음에 무릎이 안 구부러져 두 손으로 발목 잡기가 힘들다면 수건을 발목에 감아서 두 손으로 당깁니다.

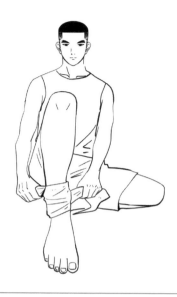

> **수건으로 당기기**
> 양손으로 발목을 잡기 어렵다면 발목에 수건을 한 바퀴 감아서 두 손으로 당긴다.

무릎 수술 후 관절 운동 범위 회복

앞에서 본 무릎 펴기, 구부리기 운동은 관절 운동 범위 회복을 위한 재활 운동법입니다.

무릎 인공관절 수술 후 한 달 정도 지났는데 무릎이 다 안 구부러지는 경우 책상이나 침대 등을 잡고 쪼그려 앉는 것도 방법입니다. 수술한 쪽 무릎에 체중을 많이 실어서 체중으로 무릎을 구부리는 운동법입니다.

무릎 구부러지는 모양이 정상 무릎처럼 종아리가 허벅지에 닿는다면 좋겠지만 그렇게 되지 않는 경우도 있습니다. 실질적으로는 계단을 오를 때 90도보다 조금 더 구부러지면 되기에 환자가 통증이 심하고 각도가 조금 안 나오는 것이 괜찮다면 어느 정도 각도에서 운동을 그만하는 것도 타협점이 됩니다.

환자 대부분이 방바닥에 앉는 자세가 되지 않아 불편하다고 호소하는데 실질적으로 바닥 생활은 나이가 들면서 무릎, 허리에 좋지 않기에 식탁, 침대 생활을 권합니다. 일상생활을 하는 데 무릎 구부러지는 각도가 중요하기에 수술 이후 초창기에 운동을 열심히 해서 각도를 만드는 것이 효과적입니다. 관절 운동 범위는 수술 초창기가 지난 이후에 하면 관절이 굳어서 통증도 심하고 운동 각도도 덜 나오게 됩니다. 하지만 운동을 하면 할수록 1년까지는 각도가 계속 좋아질 수 있으므로 본인이 원한다면 각도 운동을 계속 해도 좋습니다.

※ 무릎 수술 후에는 관절 운동 범위 회복 외에도 허벅지 근력 운동 및 걷기 운동을 해야 합니다. 책 앞의 '무릎 근력 운동' 항목을 참조하세요.

7. 무릎 인대 손상

무릎에는 4개의 중요한 인대가 있습니다. 전방십자인대, 후방십자인대, 내측측부인대, 외측측부인대가 있습니다. 이 인대들은 무릎의 안정성을 높여주어 무릎이 다치지 않도록 합니다. 4개의 인대 중 하나라도 끊어지면 무릎이 흔들거리면서 뼈끼리 부딪치고 반월상 연골이 찢어지거나 관절염이 진행됩니다. 몽골 씨름 선수를 진료한 적이 있는데 어렸을 때부터 잦은 부상으로 양쪽 무릎의 전방십자인대가 끊어져 있었습니다. 하지만 허벅지 근육이 굉장히 발달해 있어서 무릎의 불안정성이 없었고 관절염의 소견 또한 없어 수술이 필요하지 않았습니다. 일반인은 그 정도로 허벅지 근육을 강화시킬 수 없기에 병원에서 진찰 후 치료법을 결정해야 합니다.

전방십자인대 파열

무릎 가운데에서 앞에 위치하는 인대입니다. 뛰다가 멈추면서 다리가 꼬이는 경우 잘 다치게 됩니다. 축구나 스키 같은 스포츠 활동 중에 잘 다치게 됩니다. 보통 무릎이 많이 붓습니다. 자연적으로 아물지 않고 무릎의 불안정성을 야기합니다. 인대 손상이 의심되면 MRI

를 찍어서 확진합니다. 완전 파열일 경우 관절경으로 재건술을 시행합니다. 뼈에 구멍을 뚫은 후 환자 본인의 다른 부위 인대나 남의 인대를 전방십자인대 위치에 이식해줍니다.

후방십자인대 파열

무릎 가운데에서 뒤에 위치하는 인대입니다. 전방십자인대보다 두껍기 때문에 손상 빈도가 적습니다. 주로 교통사고시 대시보드에 무릎을 부딪치면서 잘 다칩니다. 뛰다가 갑자기 멈출 때도 다칠 수 있습니다. 전방십자인대에 비해 깁스나 보조기로 보존적 치료가 가능한 경우가 더 많습니다. 수술은 전방십자인대 재건술과 마찬가지로 관절경을 이용해 후방십자인대를 이식해줍니다.

내측측부인대 파열

무릎이 안쪽으로 꺾이면서 안쪽 인대가 찢어지게 됩니다. 수술적 치료를 하는 경우는 거의 없이 보조기나 깁스 치료로 좋아집니다.

무릎 인대 손상으로 수술을 했거나 보조기 치료를 했다면 이후에 무릎 관절 운동 범위 회복 및 근력 향상을 위한 재활 운동이 필요합니다. 앞의 '무릎 근력 운동'과 '무릎 수술 후 재활 운동' 항목을 참조하세요.

전방십자인대 수술

한국 출신의 베트남 축구 국가대표팀 박항서 감독이 전례 없는 우수한 성적을 내며 베트남의 영웅으로 환영받고 있는 가운데, 베트남 국가대표 선수가 국내의 한 병원에서 전방십자인대 재건술을 성공적으로 마치고 복귀를 앞두고 있어 화제다.

응우엔뚜안 안Nguyen Tuan Anh 선수는 경기 도중 무릎 부상을 입었고 검사 결과 3개월 이상의 재활이 필요한 오른쪽 전방십자인대 손상이라는 진단을 받았다. 정확한 치료와 빠른 재활이 절실했던 안 선수는 은상수 원장을 찾아 한국을 방문해 수술을 받았다.

전방십자인대는 무릎의 안정성을 주는 중요한 인대로 축구, 농구 선수 등에게 흔히 발생할 수 있는 부상인데 안 선수의 경우 손상 정도가 심해 수술을 하게 됐다. 집도의사인 은상수 원장은 "스포츠 선수에게 있어서 수술은 선수 생명과 관련이 있을 정도로 중요하다. 최대한 빨리 복귀할 수 있도록 관절경을 이용한 전방십자인대 재건술을 시행했다."고 말했다.

베트남으로 돌아가던 날 안 선수는 "수술이 성공적으로 끝나 필드에 복귀할 수 있게 되어 매우 기쁘다. 박항서 감독님께 축구를 지도받고 부상당한 다리는 은상수 원장에게 치료받았으니 한국은 여러모로 내 축구 인생의 은인인 것 같다."고 소감을 밝혔다.

한국 축구와 한국인 축구감독에 대한 인기를 입증하듯이 안 선수의 수술과 관련해 베트남 현지의 주요 방송과 언론은 이를 앞다퉈 보도했다.

베트남 국영방송 VTV를 비롯해 베트남 11개 채널을 방송 중인 VTC, 베트남 대표 언론 Tienphong, 베트남 1위 포털사이트 Zing.vn 등 많은 유력 매체에서, 치료를 받고 건강을 회복 중인 안 선수의 현황과 한국의 우수한 의료기술에 대해 집중 보도했다.

안 선수를 병문안하기 위해 병원을 찾은 박항서 감독은 "우리나라가 축구 코칭뿐만 아니라 의술로서도 베트남 축구 발전에 기여할 수 있게 되어 자랑스럽고 감사하다. 베트남 국민들이 한류에 대한 관심과 기대가 큰 만큼 예술, 스포츠, 의료 등 많은 분야에서 교류와 지원이 지속되길 기대한다."고 말했다.

은상수 원장은 "운동선수에게 부상은 앞으로의 활동에 큰 지장을 초래할 수 있기 때문에 보다 세심하고 정밀한 관리와 치료, 빠른 회복이 중요하다. 잦은 무릎 부상으로 고생을 하던 응우옌 뚜안 안 선수가 한국의 우수한 의료기술과 의료진을 믿고 한국

에 와주어 기쁘게 생각한다."며 "한국의 척추 및 관절 치료 기술
은 이미 의료선진국을 선도하고 있으며, 치료를 받기 위해 한국
을 방문하는 많은 해외 환자들이 그 사실을 증명하고 있다."고
말했다.

전방십자인대 파열 후
불안정성이 심하지 않은 경우에서의 비수술적 치료
(*Archive of Orthopaedic Trauma Surgery* 2010년 발표)

목적: 전방십자인대 파열에서 비수술적 치료가 가능한지 확인하는 게 목적이다. 급성 전방 십자인대의 무조건적인 수술을 줄이고자 한다.

방법: 232명의 급성 전방십자인대 파열 환자 중 불안정성이 심하지 않은 48명을 비수술적으로 치료하였다.

결과: MRI상 완전 파열은 12명, 불완전 파열은 36명이었다. MRI 추적 검사는 평균 11.3개월, 외래 추적 검사는 21.5개월을 하였다. 41명(87%)의 환자에게서 앞뒤 불안전성이 회복되었다. 36명(76%)의 환자에게서 회전 불안정성이 회복되었다. KT 2000 검사상 2.85mm의 불안정성을 확인하였다. MRI상 46명에게서 전방십자가 다시 이어졌고, 39명(84%)에게서 건강한 전방십자인대가 확인되었다.

결론: MRI상 전방십자인대 완전 파열처럼 보이지만 불안정성이 심하지 않은 특정 환자들에게서 비수술적 치료가 가능했다. 따라서 불필요한 성급한 전방십자인대 재건술에 대해 고려해봐야 할 것이다.

8. 오스굿씨 병

오스굿씨 병은 이름은 낯설지만 의외로 흔한 무릎 질환입니다. 성장기에 농구 등의 운동을 많이 하면 슬개인대가 경골 뼈를 잡아당기면서 뼈가 커지고 뼈 덩어리가 분리되는 병입니다. 곁에서 봤을 때 무릎 앞이 많이 튀어나와 있으면 의심할 수 있습니다.

오스굿씨 병 환자가 수술이 필요한 경우는 많지 않습니다. 통증이 있을 때 쉬거나 소염제 등을 복용합니다. 증상으로는 무릎 앞이 튀어나와 무릎을 꿇거나 쪼그리고 앉을 때 무릎에 통증이 있을 수 있습니다. 또한 심한 운동을 하고 난 후 무릎 앞쪽에 통증이 있을 수 있습니다.

20대 군인들이 많이 찾아오는데 평상시보다 많은 활동량으로 무릎에 무리가 가서 오스굿씨 병이 악화됩니다. 소염제, 물리치료, 안정 등의 충분한 치료에도 좋아지지 않는 경우 수술을 고려합니다. 군인이 아니더라도 환자가 좋아하는 운동을 할 때 무릎에 통증이 자꾸 생겨 생활에 지장을 준다면 수술을 고려합니다.

이전의 수술법은 4~5cm 정도 피부 절개를 하고 슬개인대에도 절개를 가해 뼈 조각을 제거했습니다. 미용적으로도 안 좋고 수술 후유증이 남아 결과가 좋지 않았습니다. 관절경을 이용하면 슬개인대 뒤로 도달하여 뼈 조각만 제거가 가능합니다. 관절경이 들어가는 구멍 두 개만 필요하고 인대 손상이 없기에 수술 후 경과도 좋습니다.

오스굿씨 병의 수술적 치료

운동을 하거나 움직일 때 통증이 가라앉지 않다가 쉬거나 안정을 취하면 염증과 통증이 없어지는 오스굿씨 병에 관절경 수술이 효과적이라는 임상결과가 나왔다.

은상수 원장은 활동량이 많은 젊은 환자들에게 빈발하는 무릎 통증의 오스굿씨 병에 새로운 관절경 수술법을 시행하고 그 효과를 입증한 논문을 관절경 분야에서 권위 있는 국제학술지에 발표했다.

오스굿씨 병Osgood-Schlatter Disease은 무릎앞 슬개인대가 붙는 경골 부위의 성장판에 염증이 생기면서 뼈가 커지는 병으로, 무릎 통증과 함께 튀어나온 뼈 때문에 무릎을 꿇고 앉거나 쪼그리고 앉기가 힘든 증상을 보인다. 우리나라처럼 좌식 생활을 하고, 농구같이 뛰는 운동을 많이 하는 성장기 남학생과 활동량이 많은 군인들 경우에 흔히 발병하고 있다.

그러나 대부분 운동을 삼가고 안정을 취하면 염증과 통증이 저절로 없어지게 된다. 하지만 통증이 가라앉지 않거나 튀어나온 뼈로 인한 불편감이 심한 경우에는 튀어나온 뼈를 제거하는 수술을 하게 된다. 기존의 수술적 치료는 슬개인대 옆 5cm 정도 피부 절개를 하고 튀어나온 뼈를 제거하는 방법으로, 절개로 인한 수술 통증이 심해 결과가 좋지 않았다.

이번 논문은 오스굿씨 병 치료에 있어 관절경을 이용한 수술이 상처는 적고 재활이 빠르며, 통증과 기능, 활동 면에서 모두 효과적임을 입증했다. 논문에 따르면, 관절경 수술을 시행한 평균 21세의 성인 남자 18명을 45개월 동안 추적 관찰한 결과, 무릎 관절 기능점수Lysholm knee score와 통증지수VAS, 활동지수 Tegner activity scale score 모두 개선된 것으로 나타났다. 또한 수술 후 16명이 쪼그리고 앉는 것이 가능해졌고, 14명이 무릎 꿇는 것이 가능해졌으며, 재발 환자 1명을 제외한 모두가 관절경 치료에 만족하는 것으로 나타났다.

은상수 원장은 "오스굿씨 병은 젊은 환자들에게 흔히 발병하며 심한 통증을 주고 있지만 보통 약물 등으로 참고 견디는 경우가 많았다. 미용적으로도 좋고 정상조직의 손상을 최소화할 수 있는 관절경을 이용한 수술법에 대한 올바른 이해로 많은 환자들이 좋은 치료를 받을 수 있길 바란다."고 말했다.

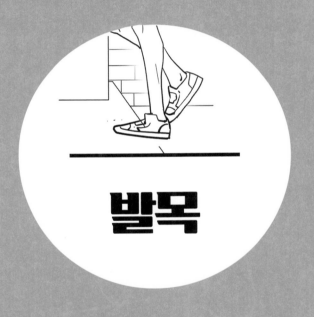

발목

1. 발목 관절

발목 관절은 한자로 족관절이라고 합니다. 경골, 비골, 거골로 이루어져 있습니다. 격자 모양 관절로, 'ㄷ' 자로 뼈끼리 맞물려 있고 인대로 연결되어 있습니다. 체중부하 관절로 퇴행성 변화가 엉덩이 관절, 무릎 관절과 같이 옵니다.

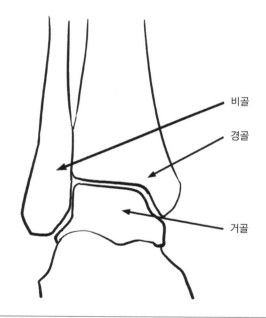

비골

경골

거골

발목 관절
비골, 경골, 거골이 격자 모양으로 맞물려 있다.

2. 발목 인대 파열, 염좌

발목을 삐었을 때 주로 바깥쪽 발목 인대가 부분 파열되거나 늘어나게 됩니다. 한번 늘어나서 아물게 된 인대로 인해 발목이 불안정해지고 이후에도 반복적으로 삐게 됩니다. 처음에 깁스, 보조기 등으로 고정을 잘 하고 활동을 줄여서 인대가 더 늘어나지 않고 아물게 하는 게 중요합니다. 2주에서 한 달간의 고정기간이 끝나면 발목 주변 근육을 단련시켜 안정성을 키우는 게 중요합니다.

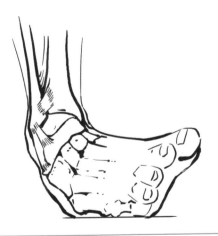

발목 바깥쪽 인대 손상
발목을 삘 때 바깥쪽 인대 손상이 더 흔하다. 뼈와 뼈를 잡아주는 인대가 늘어나거나 부분 파열된다.

다리를 심장보다 높여서 붓기를 빼는 게 좋습니다. 손상 초반에는 냉찜질을 하고 최대한 덜 걷도록 합니다. 하루가 지났는데도 절룩거리면서 걷기 힘들다면 병원에서 엑스레이를 찍어 골절이 없는지 확인합니다.

발목이 많이 붓고 통증이 심하다면 MRI를 찍어서 인대 파열 정도를 확인합니다. 인대 손상이 미미한 경우에는 천으로 된 발목 보호대를 착용합니다. 중간 정도 손상이라면 반깁스를 하고 목발을 짚습니다. 인대의 완전 파열이 확인되면 통깁스를 하고 목발을 이용하여 발을 디디지 않도록 합니다. MRI 비용이 부담스럽다면 통증 정도 및 붓기로 판단하여 위와 같은 치료를 해도 됩니다.

잘 쉬고 발을 디딜 때 통증이 많이 줄어들면 다음 장에 나오는 발목 강화 운동을 시행합니다.

발목 인대의 완전 파열이 MRI로 확인되면 찢어진 인대끼리 봉합술을 고려합니다. 늘어난 인대로 인한 발목 관절의 만성 불안정성이 있을 경우에도 수술을 고려합니다. 늘어난 인대를 당겨서 뼈에다가 다시 단단하게 봉합해주어 발목의 안정성을 높여줍니다.

3. 발목 인대 손상 후 재활

'발목을 삐었다'고 표현하는 증상은 사실 발목 인대 손상입니다. 주로 바깥쪽 복숭아뼈 부위 인대가 많이 손상됩니다. 다친 부분을 눌렀을 때, 걸을 때 통증이 있다면 발목 보조기 등을 착용하고 많이 걷지 않도록 합니다. 붓기가 있으면 초반에는 얼음찜질을 합니다. 통증이 심하면 병원에서 깁스 치료를 하거나 목발을 써야 할 수도 있습니다. 병의 심한 정도에 따라 1~4주간 주의하고, 통증이 줄어들면 발목 인대 강화 운동을 하는 게 좋습니다. 발목 재활이 중요한 이유는 인대가 한번 늘어나면 회복이 쉽지 않고 재활을 하지 않아 반복적으로 인대 손상이 생기면서 뼈끼리 부딪쳐 관절염이 빨리 올 수 있기 때문입니다. 발목 인대는 단련이 안 되지만 발목 주변의 근육과 힘줄을 단련시켜 발목 안정성을 높일 수 있습니다. 발목 인대를 심하게 다치면 발목을 반복적으로 삐고 관절염이 발생할 수 있기 때문에, 발목을 다치고 한 달이 지난 시점부터 재활 운동을 열심히 해야 합니다.

고무밴드는 세라밴드라고 인터넷, 보조기 매장에서 구매가 가능합니다. 바닥에 앉아서 고무밴드를 손으로 잡거나 다른 부위에 고정해놓고 저항을 느끼면서 발목을 발바닥이 안쪽으로 향하게 돌립니다. 안쪽으로 돌리면 바깥쪽 근육이 단련됩니다. 바깥으로 돌리기는 새끼발가락 쪽 발등을 올립니다. 바깥으로 돌리면 안쪽 근육이 단련됩니다. 10회씩 2~3세트 시행합니다.

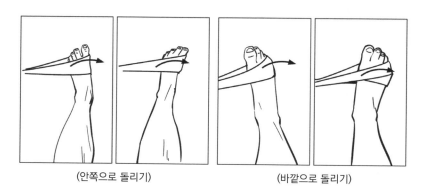

(안쪽으로 돌리기)　　　　　　(바깥으로 돌리기)

고무밴드 운동
고무밴드를 문고리 등에 고정해놓고 위와 같이 운동한다. '안쪽으로 돌리기'는 발바닥이 안쪽으로 향하게 돌려주고, '바깥으로 돌리기'는 발바닥이 바깥으로 향하게 돌려준다.

수건 위의 책 옮기기 운동

바닥에 수건을 깔고 발목을 안쪽으로 돌리면서 수건을 당기는 연습을 합니다. 이것이 익숙해져 더 강한 강도로 운동을 하려면 수건 바깥쪽에 책을 놓고 책을 당기는 연습을 하는 게 좋습니다. 발을 바깥으로 돌리는 연습은 수건과 책을 반대방향에 놓고 하면 됩니다.

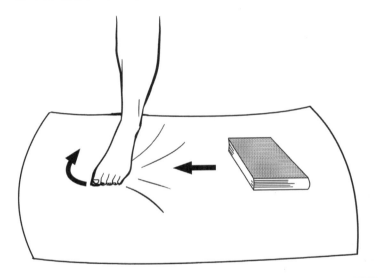

수건 위의 책 옮기기 운동
의자에 앉아 바닥에 수건을 깔고 발목을 안으로 돌리는 동작으로 수건과 책을 움직인다. 발바닥이 안쪽으로 향하게 발 전체를 안으로 돌려준다.

고무밴드 운동과 수건 위의 책 옮기기 운동을 하면서 발목 통증이 좋아지면 평지를 천천히 걷는 운동을 시작합니다. 통증 정도를 보면서 걷는 속도를 올립니다.

계단에서 까치발 들기 운동

앞의 두 운동이 어느 정도 가능해지고 평지 빨리 걷기를 해도 통증이 없다면 '계단에서 까치발 들기' 운동을 시작합니다. 처음에는 벽을 잡고 두 발로 까치발 드는 연습을 합니다. 두 발로 하는 게 익숙해지면 계단에 발을 걸쳐놓고 한 발로 까치발 들기를 합니다. 이렇게 하면 아킬레스 스트레칭 효과도 높일 수 있습니다. 옆의 난간을 잡아 넘어지지 않도록 합니다. 집이나 사무실에서는 의자나 책상 등을 잡고 평지에서 까치발 들기 운동을 할 수 있습니다. 발목 인대 손상뿐 아니라 아킬레스건염이나 아킬레스건 파열 수술 후 재활 운동으로도 좋습니다.

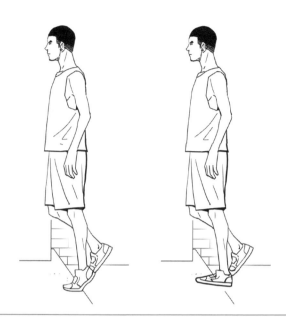

계단에서 까치발 들기 운동
계단에 발끝으로 서서 발뒤꿈치를 내렸다가 다시 까치발로 서는 운동을
한다. 옆에 벽이나 난간을 잡아 넘어지지 않도록 주의한다. 내려오는 동
작이 끊기지 않고 부드럽게 이어지도록 한다.

고유감각 회복 운동

손상된 발목 인대 재활의 마지막 단계 운동으로 균형을 잡는 고유감
각 키우기 운동을 시작합니다. 앞의 근력 강화 운동을 하면서 천천히
평지 걷기를 해도 통증이 별로 없고 재활 운동을 한 지 한 달 정도 지
났을 때부터 고유감각 회복 운동을 시작합니다.

두 발로 서기

밸런스 보드나 밸런스 쿠션은 헬스장, 재활 운동 센터에 구비되어 있습니다. 인터넷으로 구매해 집에서 연습을 해도 됩니다. 밸런스 보드나 밸런스 쿠션 위에 두 발로 올라서서 버티며 좌우로 체중을 옮겨봅니다. 밸런스 보드에서 떨어지지 않으며 버티고 균형 잡는 연습을 합니다. 버티는 과정에서 발목 인대, 힘줄들도 강화되며 이렇게 얻어진 균형감각은 뛰거나, 방향을 트는 과정에서 추가적인 손상을 예방하는 데 도움이 됩니다.

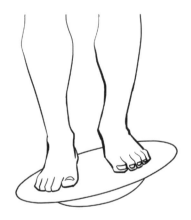

두 발로 서기
밸런스 보드에 두 발로 올라서서 좌우로 체중을 옮기며 균형을 잡도록 한다.

한 발로 서기

한 발로 균형을 잡고 버티는 게 어느 정도 쉬워진다면 밸런스 보드나 밸런스 쿠션 위에 한 발로 서기를 시도합니다. 몸이 흔들거리면서 균형을 잡으려고 버티게 되는데, 이때 발목으로 버티면서 발목 인대가 강화되고 균형을 잡아주는 고유감각도 회복됩니다. 고유감각 회복을 통해 추후 발목이 또 삐는 것을 예방할 수 있습니다.

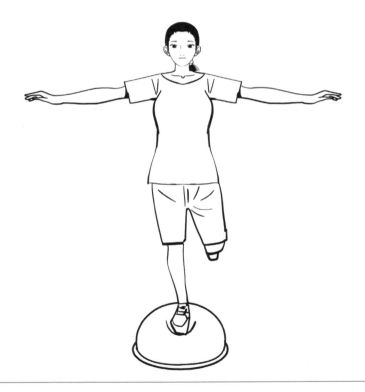

한 발로 서기
밸런스 쿠션 위에 한 발로 올라서서 균형 잡는 연습을 한다.

한 발로 서기가 어느 정도 익숙해지면 빨리 걷기에서 천천히 뛰는 운동을 시작합니다.

발목 인대를 심하게 다치면 불안정한 발목 때문에 반복적으로 삐게 되고 관절염이 발생할 수 있습니다. 이를 예방하기 위해 처음에는 인대가 잘 아물도록 보조기나 깁스로 보호를 잘 해줍니다. 목발을 사용하는 것도 좋습니다. 인대가 아무는 한 달이 지난 시점부터 앞에 소개된 순서대로 재활 운동을 열심히 해야 합니다.

4. 발목 관절염, 골연골 손상

발목 인대 불안정성이나 외상 등으로 발목을 자주 다치게 되면 발목 관절의 골연골이 손상됩니다. 뼈끼리 부딪쳐 연골이 벗겨지고 약해지면서 안쪽 뼈가 노출되는데 이를 골연골 손상이라 합니다. 주로 아래쪽 뼈인 거골에 병이 잘 발생합니다. 골연골 손상이 더 진행하면 관절염이 됩니다. 증상은 체중을 실을 때 발목이 시큰거립니다. 발목이 붓고 밤에 잘 때 쑤시고 아플 수 있습니다. 심하면 걸을 때 절룩거리게 됩니다.

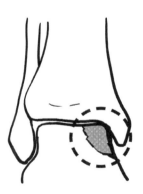

발목의 골연골 손상
거골 안쪽 뼈에 골연골 손상이 발생하면 MRI상 위 그림처럼 색이 다르게 보이는 부위가 발견된다.

발목 골연골 손상의 비수술적 치료

통증이 발생한 지 얼마 안 되고 심하게 아플 경우에는 보조기를 착용하고 목발보행 등으로 걷는 것을 줄여 발목에 무리가 가지 않도록 합니다. 진통소염제를 복용하는 것도 도움이 됩니다. 이렇게 하여 급성기 통증 및 연골이 아물도록 합니다. 장기적으로는 체중을 줄이는 것이 중요합니다. 발목에 무리가 가지 않으면서 체중을 빼기 위해 할 수 있는 운동으로는 ▲수영장이나 목욕탕 물속에서 걷기 ▲자전거 타기 ▲평기 걷기가 있습니다. 식단 조절을 통해 적게 먹는 것이 중요합니다.

발목 골연골 손상의 병원 치료

진통소염제를 복용하면서 체중을 줄이도록 합니다. 통증이 심할 때는 관절 안에 히루안 주사를 놓습니다. 이후에도 통증이 지속된다면 관절경으로 골연골 손상을 치료합니다. 발목에 들어가는 관절경은 무릎이나 어깨에 들어가는 관절경보다 직경이 훨씬 더 얇습니다. 나중에 흉터가 거의 보이지 않을 정도여서 미용적으로 장점이 큽니다. 관절경을 통해 벗겨지고 들썩이는 골연골을 제거하고 노출된 뼈에 미세 구멍을 만들어줍니다. 이 구멍에서 피가 올라오고 한 달간 체중 부하를 하지 않으면 새로운 골연골이 덮이게 됩니다.

발목 퇴행성관절염의 병원 치료

발목 관절염이 심하다면 수술적 치료를 해야 합니다. 수술 방법 중에는 유합술, 절골술, 인공관절 수술이 있습니다. 유합술은 발목 관절 뼈끼리 골유합을 시키는 수술입니다. 골연골을 제거하고 경골, 비골, 거골을 압박시킨 후 핀이나 금속판을 이용하여 고정합니다. 두 달 정도 지나면 뼈가 붙고 땅바닥을 디딜 때 아프지 않게 됩니다. 움직임이 없는 관절에는 통증이 없습니다. 다만 발목을 위로 올리고 내리기가 안 되어 일상생활에 불편함이 생깁니다.

절골술은 발목 관절의 각도 변형으로 인해 한쪽 관절이 많이 손상된 경우 뼈에 실금을 만들고 각도를 교정해주어 발을 디딜 때 통증을 줄여줍니다.

인공관절 수술은 유합술의 단점인 관절 움직임의 제한을 극복하는 수술법입니다. 손상된 연골 부위 뼈를 제거하고 금속 인공관절을 삽입합니다. 관절 움직임을 보존하며 통증을 줄일 수 있는 수술입니다.

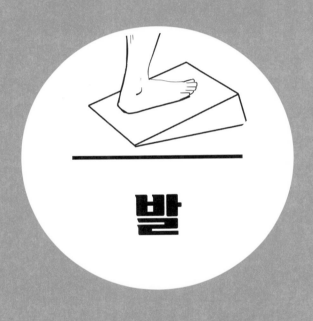

발

1. 족저근막염, 아킬레스건염

족저근막염

족저근막염은 발뒤꿈치 통증의 가장 흔한 원인입니다. 족저근막염은 발뒤꿈치에 있는 근막에 반복적인 외상이나 퇴행성 변화로 염증이 생기면서 통증이 발생합니다. 족저근막염의 증상은 ▲아침에 첫발을 디딜 때 발뒤꿈치 바닥에 느껴지는 통증 ▲손으로 발뒤꿈치 중 앞부분을 누르면 발생하는 통증입니다. 발을 옆에서 봤을 때 지붕 모양의 곡선이 없어지는 평발일 경우 족저근막염이 잘 생길 수 있습니다.

아킬레스건염

족저근막염과 비슷한 발뒤꿈치 통증이지만 위치가 약간 다른 아킬레스건염이 있습니다. 아킬렐스건은 종아리에서 발뒤꿈치로 가는 힘줄입니다. 이 부위 염증이 생기면 발바닥이 아니라 발목 뒤쪽에 통증이 발생합니다.

족저근막염, 아킬레스건염 스트레칭

족저근막염과 아킬레스건염은 운동 부족 등으로 굳어버린 힘줄, 인대에 염증이 생기는 질환입니다. 대부분은 스트레칭, 마사지로 많이 호전될 수 있습니다. 족저근막염, 아킬레스건염은 부위가 비슷한 곳에 발생한 병으로 치료를 위한 스트레칭 운동법 또한 공통되는 것이 많습니다.

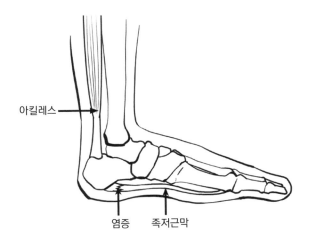

아킬레스

염증   족저근막

> **족저근막염과 아킬레스건염**
> 족저근막염은 발바닥에, 아킬레스건염은 발뒤꿈치에 통증이 있다.

벽을 이용한 아킬레스건 스트레칭

족저근막염 치료에 가장 효과가 좋은 운동법입니다. 벽을 바라보고 두 손을 댄 후 아픈 발을 뒤로 빼고 앞쪽 무릎을 구부리면서 몸이 벽에 닿게끔 앞으로 향하게 합니다. 이때 뒤쪽 발이 바닥에서 떨어지지 않는 것이 중요합니다. 아킬레스건 및 족저근막이 당겨지는 것을 느낄 수 있습니다. 이를 10초 동안 유지한 후 10회 정도 반복합니다. 더 많은 자극을 주고 싶다면 양발 간격을 더 넓힙니다. 족저근막염과 아킬레스건염 치료 및 예방에 좋은 운동법입니다.

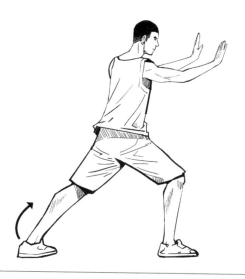

벽을 이용한 아킬레스건 스트레칭
아픈 쪽 발을 뒤로 뺀 채 벽에 두 손을 대고 선다. 앞에 있는 무릎을 구부리면서 몸통을 벽 쪽으로 가까이 댄다. 이때 뒤쪽 발뒤꿈치가 바닥에서 떨어지지 않고 뒤쪽 무릎도 펴진 상태를 유지하는 게 중요하다.

아킬레스건염, 족저근막염 치료를 위한 스트레칭 보드

경사가 있는 스트레칭 보드 위에 서는 것만으로도 아킬레스건 스트레칭이 됩니다. 스트레칭 보드는 인터넷이나 보조기 매장에서 구매가 가능합니다. 책을 쌓아서 경사가 있는 보드를 만들어도 됩니다. 발을 경사판에 올려놓은 상태에서 몸을 앞으로 향하게 하면 스트레칭이 더 됩니다. 마찬가지로 족저근막염과 아킬레스건염 시 좋은 재활 운동법입니다.

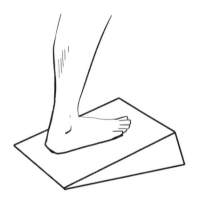

스트레칭 보드
경사가 있는 보드에 올라서는 것만으로도 아킬레스건 스트레칭이 된다. 각도를 조절할 수 있는 제품도 있다. 몸을 앞으로 쏠리게 하면 스트레칭 효과를 더 볼 수 있다.

앞의 스트레칭이 아킬레스건염과 족저근막염에 공통되는 운동법이었다면 족저근막염에만 해당하는 치료 및 재활 운동법을 소개하겠습니다.

공 마사지

테니스공, 골프공, 소프트볼공 등을 이용하여 발바닥으로 굴리면서 마사지합니다. 발바닥 밑에 유리병을 대고 앞뒤로 굴려가면서 마사지해도 됩니다. 족저근막염은 족저근막이 딱딱해지면서 더 통증이 생기므로 마사지를 통해 이를 부드럽게 해주는 것이 치료에 도움됩니다.

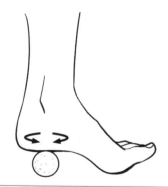

공 마사지

의자에 앉아 골프공 등을 발바닥에 대고 굴리면서 발바닥을 마사지해준다.

깔창 치료

발 질환의 많은 부분은 신발을 바꾸는 것만으로도 치료되는 경우가 많습니다. 치료용 깔창을 신발에 넣는 것만으로도 족저근막염이 많이 호전될 수 있습니다. 평발인 경우 족저근막염이 더 심해질 수 있으므로 발 안쪽 아치를 높여주고 마사지 자극을 줄 수 있는 특수 깔창을 신발 안에 넣습니다. 뒤꿈치의 충격흡수 기능도 좋아야 합니다. 치료용 깔창 중 대량 생산한 기성 깔창이 있고 환자 개인 발 모양에 맞춰서 제작하는 맞춤형 깔창이 있습니다. 기성 깔창을 하고도 효과가 없으면 의사와 상담 후 환자 맞춤형 깔창을 제작하는 것이 좋습니다. 맞춤형 깔창은 가격이 비싼 편인데 효과를 오랫동안 잘 보려면 기존 신발이 아니라 새 운동화를 사서 깔창을 넣어 착용합니다.

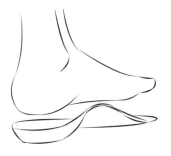

깔창 치료

발을 디딜 때마다 발 안쪽의 정상적인 발곡선에 맞춰 마사지가 되는 특수 깔창을 신발 안에 넣는다. 한 걸음씩 걸을 때마다 족저근막이 스트레칭되고 마사지된다고 생각하면 쉽다. 발뒤꿈치에 충격흡수 기능도 좋아야 한다.

족저근막염의 병원 치료

족저근막염의 병원 치료로는 ▲약물 ▲주사 ▲체외충격파 치료 ▲수술 등이 있습니다. 하지만 대부분 앞의 운동법으로 많이 좋아질 수 있으므로 아침에 일어나서 첫발 디딜 때 발뒤꿈치 통증이 있다면 이 운동들을 해주세요.

약물 치료는 진통소염제를 복용해서 족저근막의 염증을 가라앉히는 것입니다. 주사는 스테로이드나 프롤로 주사를 놓을 수 있습니다. 체외충격파 치료는 병원 물리치료실에서 기계를 이용하여 발바닥의 족저근막에 체외충격파를 쏘아주는 것입니다. 연속적인 파동을 몸 깊은 곳까지 전달하면서 혈액순환 개선 등의 효과를 이용하여 염증을 줄이고 조직 재생을 도모합니다.

스테로이드는 강력한 항염증 작용이 있는 약물로 심한 통증에 효과가 좋으나 부작용이 있을 수 있으므로 3회 이상 맞지 않는 것이 좋습니다. 발바닥은 지방층이 발을 딛고 걸을 때 충격흡수를 해주는 중요한 구조물인데 스테로이드를 지방층에 잘못 놓는 경우 지방이 분해되어 지방층이 얇아지고 발 디딜 때 통증이 심해질 수 있습니다. 프롤로 주사는 인대 증식을 위해 족저근막에 식염수나 포도당 주사를 넣어서 염증을 유발한 후 인대 조직의 재생을 유발합니다. 이 또한 효과가 없을 수 있으므로 많은 비용을 지불하면서 너무 자주 맞을 필요는 없습니다.

처음 주사를 맞을 때는 효과가 좋았는데 그 효과가 오래가지 않고 증상이 재발하는 경우가 있습니다. 이런 경우 족저근막에 통증을 느끼는 신경을 태우는 소작 시술이 가능합니다. 온도가 올라가는 바늘 끝을 감각 신경에 위치시킨 후 3초간 고열을 가해 신경을 태웁니다. 통증을 느끼는 신경만 소작된 것이어서 발 디딜 때 통증이 없어집니다.

위의 모든 방법을 다 시도하였음에도 효과가 없다면 관절경을 이용하여 족저근막 유리술을 시행할 수 있습니다.

족저근막염 치료에 있어서 컴포트화와 도수치료의 비교

(*Journal of the American Podiatric Medical Association* 2018년 접수 중)

40명의 족저근막염 환자를 두 그룹으로 나누어서 치료하였다. 한 그룹은 특수 신발인 컴포트화를 두 달 동안 착용하였다. 또 다른 한 그룹은 일주일에 한 번씩 체외충격파 치료를 동반한 도수치료를 한 달간 받았다. 치료 한 달, 두 달째 통증 및 기능 점수를 측정하였다. 두 그룹 다 똑같이 족저근막염 증상이 좋아졌다. 컴포트화는 발을 디딜 때 발뒤꿈치 쿠션의 공기가 아치 쪽 쿠션으로 움직이면서 아치를 높여주고 족저근막을 마사지하여 족저근막염 치료 효과를 낸다. 이번 연구에서 컴포트화는 체외충격파 치료 및 도수치료와 비슷한 치료 효과를 보였다.

컴포트화 깔창의 구조

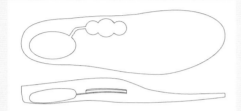

발뒤꿈치와 발 중간 아치 부위에 두 개의 공기쿠션이 연결되어 있다.

쿠션의 공기 흐름

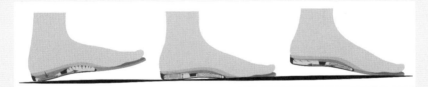

발뒤꿈치로 디딜 때 뒤꿈치 쿠션의 공기가 발 중간 쿠션으로 옮겨가면서 아치를 받쳐주고 족저근막을 마사지해준다. 역동적으로 공기가 흐르면서 발을 편안하게 해준다.

※ 네이버에서 '엑스솔스토어'를 검색하여 논문에 사용했던 엑스솔컴포트화를 구매할 수 있습니다.

2. 아킬레스건 파열

아킬레스건 파열은 종아리에서 발뒤꿈치로 이어지는 근육인 아킬레스건이 찢어지는 병입니다. 운동선수가 아킬레스건을 다쳤다는 뉴스를 흔히 접할 수 있습니다. 일반인도 흔히 다치는 부위입니다. 평소 운동을 안 한다는 사람이 야유회 등에서 갑자기 달리려고 할 때 다칩니다. 갑자기 누가 발뒤꿈치를 걷어차는 느낌을 받으며 쓰러집니다. 막상 뒤에는 아무도 없고 종아리에 심한 통증을 느낍니다. 다행히 부분 파열이면 수술 없이 깁스 치료를 하고 완전 파열일 경우에는 아킬레스건 봉합술을 해야 합니다. 아킬레스건보다 더 위쪽인 종아리 근육 파열일 경우에는 수술 없이 쉬는 것만으로도 좋아질 수 있습니다.

아킬레스건 파열을 피하기 위해서는 평상시나 갑작스러운 운동 전에 스트레칭을 해야 합니다. '족저근막염, 아킬레스건염' 항목의 '벽을 이용한 아킬레스건 스트레칭'이나 '엉덩이 근육 스트레칭' 항목의 '다리 벌리고 앉았다 일어나기 근력 운동'인 런지 운동을 하면 좋습니다.

아킬레스건 수술 후 재활

아킬레스건을 다치거나 수술을 한 후 한 달이 지나면 단계적으로 재활 운동을 해야 합니다. 우선 발목이 위아래로 잘 움직이도록 운동 범위 회복 운동을 합니다. 천천히 걷는 연습도 합니다. 아킬레스건 부위에 통증이 심하고 발목 각도를 90도로 만들지 못한다면 하이힐처럼 뒤꿈치 굽이 높은 특수 신발을 착용하고 걷습니다. 처음에는 '벽을 이용한 아킬레스건 스트레칭', '아킬레스건염, 족저근막염 치료를 위한 스트레칭 보드'에 소개된 운동을 합니다. 어느 정도 빨리 걷기가 가능해지면 '발목 인대 손상 후 재활' 항목의 '계단에서 까치발 들기 운동', '고유감각 회복 운동'을 합니다. 마지막에 뛰는 연습을 합니다.

아킬레스 이야기

'아킬레스'는 그리스 신화에 나오는 인물의 이름입니다. 어머니는 신이었고 아킬레스가 태어나자마자 어떤 상처도 입지 않게 되는 강물에 목욕을 시켰습니다. 발목을 잡은 채 물에 담겨져서 발목만은 물이 닿지 않았지요. 아킬레스는 성장해서 최고의 전사가 되었고 트로이와 전쟁에서 트로이군이 이길 수 없는 상대가 되었습니다. 트로이의 왕자가 아킬레스의 뒤꿈치에 화살을 쏘았고 아킬레스는 쓰러졌습니다. 그 이후 아킬레스건은 치명적 약점이라는 뜻으로 쓰이고 있습니다.

3. 중족골통, 지간 신경종, 티눈

중족골은 발을 옆에서 봤을 때 곡선 높이를 만들어주는 중간 뼈입니다. 발가락에는 3마디의 뼈가 있는데 그중 몸 쪽으로 가장 가까운 뼈입니다. 중족골통의 증상은 발을 디딜 때 발 앞쪽, 발바닥 부위에 통증을 느낍니다. 주로 발뒤꿈치가 아픈 족저근막염과 다른 통증 양상입니다. 발 앞쪽, 발바닥 부위의 지방층에 염증이 생겨서 통증이 나타납니다. 쿠션이 푹신한 신발이나 깔창을 착용하고 진통소염제를 먹어서 치료합니다.

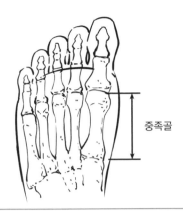

중족골

중족골통

발가락에는 3마디의 뼈가 있는데 그중 화살표로 표시한 부위를 중족골
이라 한다. 중족골의 앞쪽, 발바닥 쪽에 염증이 생겨서 통증이 발생한다.

지간 신경종

5개의 중족골 사이에 발끝으로 가는 지간 신경이 지나갑니다. 발가
락 사이에 있어서 지간 신경이라 부릅니다. 지간 신경이 비정상적으
로 커지면 중족골에 눌려서 통증을 유발합니다. 주로 발 앞쪽 통증
및 발끝으로 저린 증상을 유발합니다. 발 앞쪽을 손으로 모으면서 눌
렀을 때 통증이 나타나면 지간 신경종을 의심할 수 있습니다. 초음
파, MRI 검사 등을 통해 진단합니다. 소염제, 신경안정제 등의 약물
치료를 해보고 효과가 없으면 주사 치료를 합니다. 통증이 심하면 제
거하는 수술을 합니다.

티눈은 굳은살과 비슷하게 생겼지만, 굳은살과 달리 중심핵이 있습니다. 압력이 좁은 부위에 집중되면서 굳은살 속에 원뿔 모양으로 핵이 생깁니다. 걸을 때 발바닥이 못에 찔린 듯한 통증을 유발합니다. 티눈을 유발하는 다양한 원인이 있는데 ▲발 모양이 이상하거나 ▲굽이 너무 높거나, 앞폭이 좁은 신발 ▲잘못된 걸음걸이 ▲오래 걷기 등이 있습니다. 앞의 원인들이 발바닥 압력을 높이면서 티눈을 생기게 합니다. 편한 신발을 신고 덜 걷거나 덜 서 있는 게 증상 완화에 도움이 됩니다.

4. 무지외반증, 내성발톱

엄지발가락이 바깥쪽으로 휘면서 안쪽 뼈는 튀어나오는 병입니다. 앞이 좁은 신발과 하이힐을 신음으로써 몸의 체중이 좁은 신발 앞쪽에 가해지는 게 주요 원인입니다.

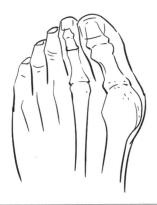

무지외반증
안쪽의 뼈가 튀어나와 신발에 닿으면서 통증을 심하게 호소한다.

무지외반증이 생기면 튀어나온 뼈가 신발에 닿으면서 통증을 심하게 호소합니다. 통증이 없고 미용적으로도 환자 본인이 상관없으면 그

냥 지내도 됩니다. 통증이 약간 있으면 우선은 앞이 없는 슬리퍼나, 발 앞쪽 볼 폭이 넓은 신발을 신고 굽이 있는 신발을 피합니다. 수술은 발 안쪽으로 신발 닿는 부위에 통증이 심하거나, 첫 번째 발가락이 두 번째 및 나머지 발가락 전체를 밀어 발 모양이 어그러질 때 시도합니다. 엑스레이상 중족골 간 각도를 재어 수술 적응증을 판단합니다. 하지만 발 모양이 마음에 안 든다는 이유로 환자가 원한다면 미용적 수술도 가능합니다. 수술은 첫 번째 중족골 뼈에 실금을 만들어 각도를 교정해줍니다. 교정한 뼈는 요즘은 녹는 나사를 이용하여 고정합니다. 뼈가 붙는 데 약 한 달이 걸립니다. 미용, 통증 감소 면에서 만족도가 높은 수술입니다.

내성발톱

내성발톱은 발톱이 휘면서 발톱이 살을 파고드는 병입니다. 1,000명당 26명꼴로 흔하게 발생하는 질병입니다. 주로 엄지발가락의 안쪽으로 파고듭니다. 발톱이 파고든 부위가 빨개지고 부으면서 통증이 생깁니다. 통증이 심하지 않으면 소염제나 항생제 등을 복용하여 염증을 줄입니다. 증상이 심해지면 농이나 피가 나고 통증이 커집니다. 발톱 무좀이 원인일 수 있어서 무좀 치료도 병행해야 합니다. 수술한다면 휜 발톱 부위를 자르고 발톱이 자라는 살을 제거해 재발하지 않도록 합니다.

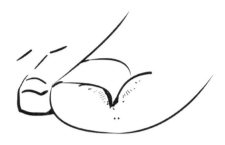

> **내성발톱**
> 주로 엄지발톱 안쪽 부위에 살을 파고든다.

내성발톱 교정: 금속 클립

요즘은 절개술 없이 금속 클립인 '스티링'으로 교정하는 방법도 있습니다. 심하지 않은 내향성 발톱은 약 3주간 금속 클립을 착용하는 것으로 치료가 가능합니다.

스티링stiring 사용방법 및 조작순서

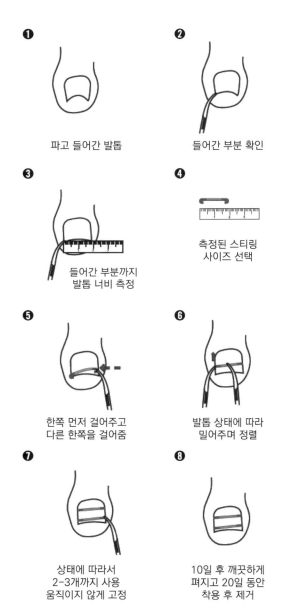

❶ 파고 들어간 발톱

❷ 들어간 부분 확인

❸ 들어간 부분까지
발톱 너비 측정

❹ 측정된 스티링
사이즈 선택

❺ 한쪽 먼저 걸어주고
다른 한쪽을 걸어줌

❻ 발톱 상태에 따라
밀어주며 정렬

❼ 상태에 따라서
2-3개까지 사용
움직이지 않게 고정

❽ 10일 후 깨끗하게
펴지고 20일 동안
착용 후 제거

부록

부위별 스트레칭법 및 근력 강화 운동법

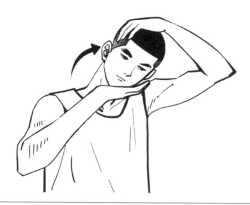

옆으로 돌리기 스트레칭

한 손으로 턱을 잡고 다른 한 손으로 머리를 잡아 지그시 돌려주며 근육을 늘려준다. **(p. 33)**

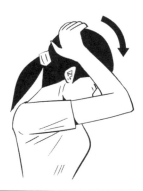

앞으로 숙이기 운동

양손 깍지를 끼고 머리 뒤에 댄다. 고개를 숙이면서 지그시 머리를 눌러준다. 스트레칭시에는 최대한 뒤의 근육을 늘려준다. 근력 강화를 위해서는 양손으로 머리를 누를 때 고개를 세우는 방향으로 힘을 주며 버틴다. **(p. 34)**

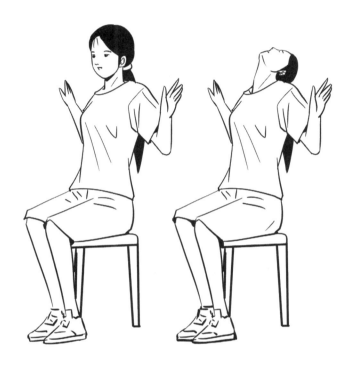

날개뼈 운동

의자에 앉아 양손바닥이 바깥을 향하게 하면서 왼쪽 그림과 같은 팔 자세를 취한다. 양팔과 어깨를 뒤로 젖히면서 날개뼈를 가운데로 모아준다. 우측 그림과 같이 고개를 뒤로 젖혀주면 운동 효과가 더 있다. **(p. 36)**

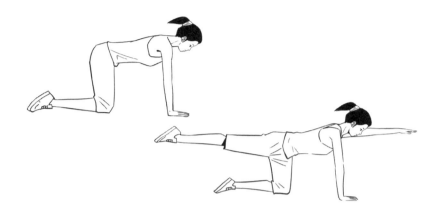

뒷다리 들어올리기

바닥에 매트를 깔고 엎드린다. 위 사진은 왼팔을 펴고 우측 다리를 뻗어주는 모습이다. 이를 반복한 후 반대쪽 팔, 다리로도 운동을 한다. **(p. 61)**

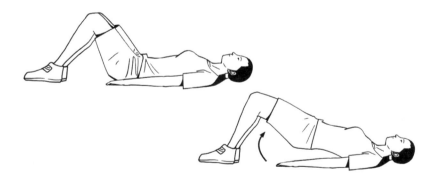

브릿지 운동

하늘을 보고 바로 누운 상태에서 무릎을 구부리고 엉덩이를 들어올린다. 이때 발바닥과 양팔 전체로 버틴다. 몸통, 허리, 골반, 허벅지가 일자가 되도록 하여 3초간 버티고 내려온다. **(p. 62)**

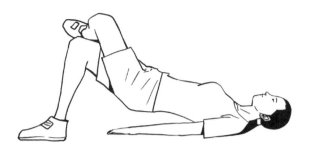

한 다리 브릿지 운동

한쪽 다리를 양반다리하듯이 반대쪽 무릎에 올린다. 바닥에 닿은 한쪽 다리와 양팔로 버티면서 엉덩이를 들어올린다. 허리, 복근으로 3초간 버티고 내려온다. **(p. 63)**

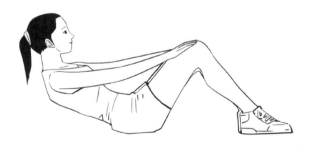

복근운동: 크런치

윗몸일으키기를 할 때보다 머리와 몸이 반 정도만 올라왔다가 내려간다. 손을 펴고 손끝이 무릎에 닿을 때까지만 올린다. 손을 가슴에 'X' 자로 모으고 몸을 반만 올려도 된다. **(p. 64)**

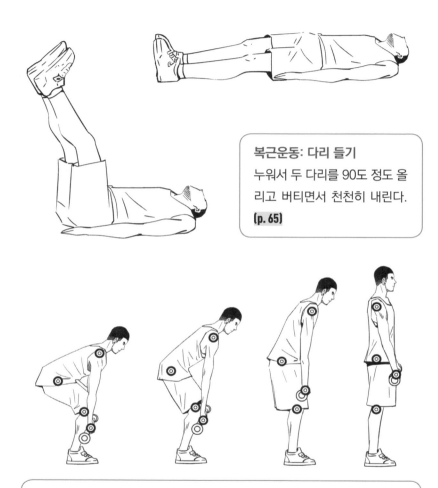

복근운동: 다리 들기

누워서 두 다리를 90도 정도 올리고 버티면서 천천히 내린다.

(p. 65)

데드 리프트

허리가 구부정하게 구부러지지 않도록 편다. 팔을 무릎 앞으로 붙이면서 일어나는 도중 앞으로 떨어지지 않도록 한다. 다 일어서서 가슴과 어깨를 펴준다. 각 그림의 동그라미로 표시된 관절 위치를 확인해본다. **(p. 66)**

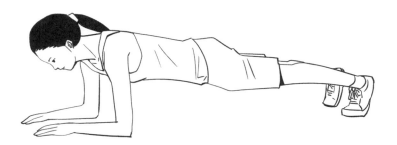

플랭크

엉덩이가 올라오지 않게 하면서 양팔을 굽혀 바닥에 댄다. 팔꿈치, 몸통, 두 발로 버텨야 한다. 처음에는 쉽지만 시간이 지날수록 전신 근력 운동이 됨을 알 수 있다. **(p. 67)**

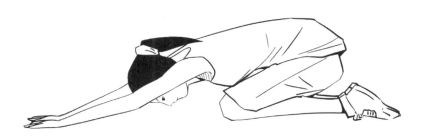

고양이 스트레칭

팔, 어깨, 척추가 최대한 늘어나는 느낌으로 스트레칭한다. **(p. 80)**

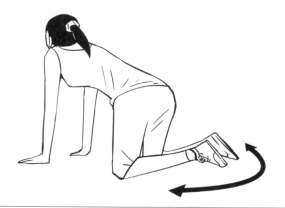

물고기 꼬리 흔들기

무릎에 무리가 가지 않도록 매트 등을 대고 엎드린다. 무릎을 축으로 하여 부드럽게 양발을 물고기가 꼬리 흔드는 듯이 움직인다. **(p. 81)**

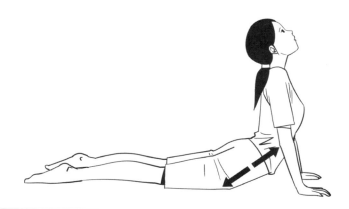

허리 펴기

바닥에 몸을 대고 몸을 뒤로 젖힌다. 배, 골반 앞쪽 근육이 최대한 스트레칭되도록 한다. **(p. 108)**

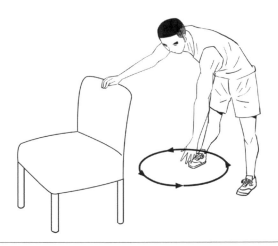

추 돌리기 스트레칭
허리를 굽히고 의자나 책상 등을 잡은 채 원을 그리듯이 팔을 돌린다. 처음에는 원의 크기를 작게 하다가 점차 크게 돌린다. **(p. 139)**

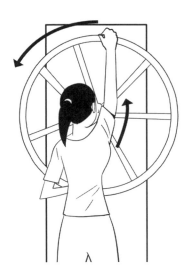

어깨 회전 운동
오십견이 있는 팔로 기구를 잡고 어깨를 찢는 느낌으로 스트레칭한다. **(p. 141)**

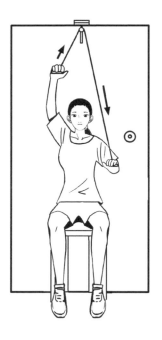

도르래 운동
방문 등에 도르래를 고정하고 의자에 앉아서 반대편 팔을 이용해 오십견이 있는 어깨를 찢어준다. (p. 143)

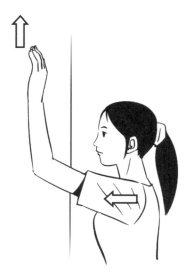

벽 타고 오르기
손을 벽에 대고 지렁이가 벽타고 올라가듯 손가락으로 당기면서 어깨를 위로 찢는다. 손가락 힘을 이용해 팔을 올리면서 겨드랑이를 벽에 최대한 밀착시킨다. (p. 144)

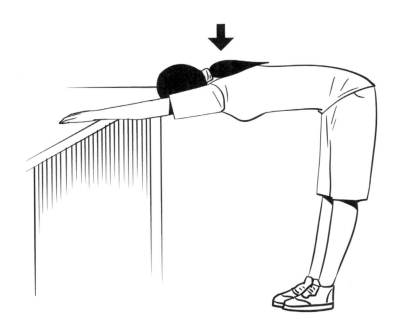

어깨 찢기

어깨 앞쪽이 늘어나도록 지그시 몸을 눌러준다. 혼자 하기 어렵다면 도와 주는 사람이 어깨를 눌러주는 것도 좋다. **(p. 145)**

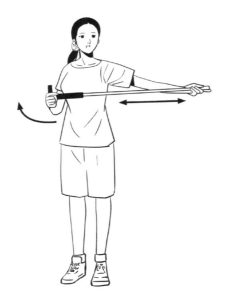

막대로 밀기

오십견이 있는 우측 팔꿈치를 몸에 붙이고 팔을 앞으로 하여 막대기를 잡는다. 왼손으로 막대기를 밀어서 우측 팔이 바깥으로 돌아가게 한다. 어깨의 외회전 운동 각도를 늘려준다. **(p. 146)**

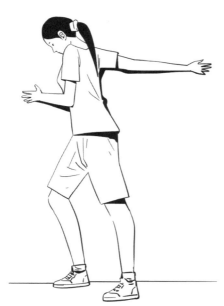

벽에 대고 어깨 찢기

팔과 몸을 벽에 밀착시킨 후 몸을 돌리면서 어깨를 지그시 찢어준다. **(p. 147)**

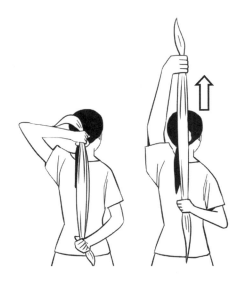

수건 운동

우측 어깨에 오십견이 있을 경우 우측 팔을 뒤로 돌려서 수건의 아래쪽을 잡는다. 왼쪽 손으로 수건 위를 잡고 당겨서 우측 손이 달려 올라오도록 한다. **(p. 148)**

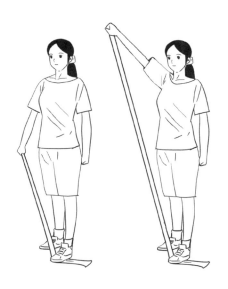

고무줄 어깨 근력 강화 운동

세라밴드를 발로 밟고 앞이나 옆 방향으로 머리 높이까지 들어올리고 2초 정도 버텼다가 팔을 내린다. 세라밴드를 고정하는 발은 어느 발이 되어도 관계없다. **(p. 169)**

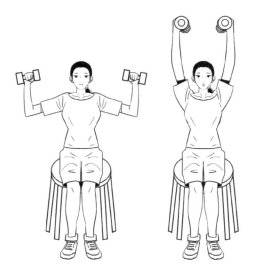

아령 근력 강화 운동
팔꿈치가 몸통과 같은 평면에 위치된 상태에서 앞뒤로 흔들리지 않으며 아령을 위로 올려준다. 다 올라왔을 때 아령의 위치는 손바닥이 마주 보는 자세도 괜찮고 앞으로 향하는 것도 괜찮다.
(p. 171)

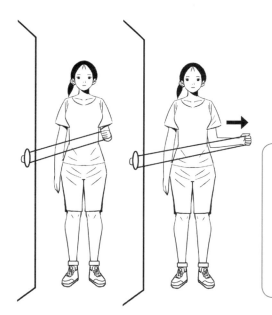

외회전 강화 운동
팔꿈치를 몸에 붙이고 팔을 앞으로 한 상태에서 바깥으로 최대한 돌리고 2초간 버틴 후 다시 돌아온다. **(p. 172)**

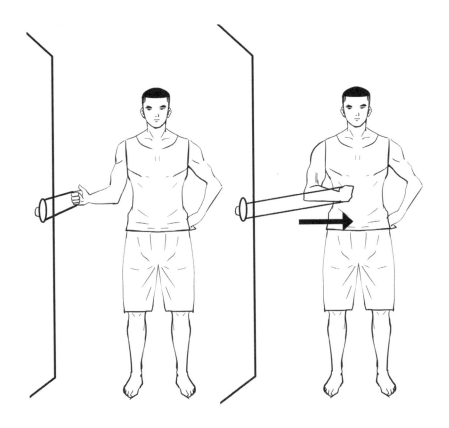

내회전 강화 운동
팔꿈치를 몸에 꼭 붙일 필요는 없지만 팔이 벌어지지 않도록 한다. 몸 안으로 고무줄을 당기고 2초간 유지 후 풀어준다. (p. 173)

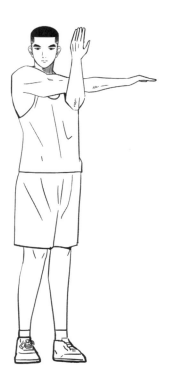

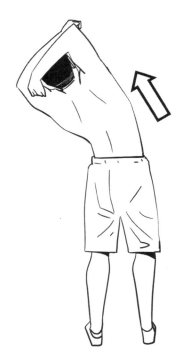

어깨 당기기
반대쪽 팔로 팔꿈치를 잡아서
몸 쪽으로 당겨준다. 어깨가
스트레칭된다. (p. 174)

팔꿈치 잡고 당기기
스트레칭할 쪽 팔을 위로 들고
반대쪽 손으로 팔꿈치를 잡아
서 당겨준다. 몸통을 기울이면
스트레칭 효과가 더 좋다.
(p. 175)

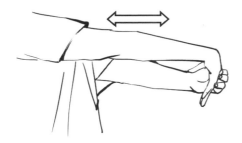

외상과염 스트레칭
팔꿈치를 최대한 펴고 손목을 구부려서 팔꿈치 근육이 늘어나도록 한다.
(p. 182)

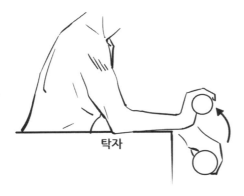

탁자

외상과염 근력 강화 운동
아령, 물통 등을 잡고 손목을 아래에서 위로 올리고 1초 정도 버틴다.
(p. 183)

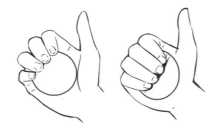

공 쥐기 운동
작은 공을 쥐었다 폈다 반복한다. **(p. 184)**

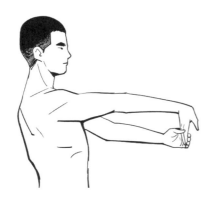

내상과염 스트레칭
팔꿈치 통증이 있는 팔을
쭉 펴고 손바닥이 하늘을
본 상태에서 반대쪽 손으
로 당겨 안쪽 팔 근육을
스트레칭한다. **(p. 188)**

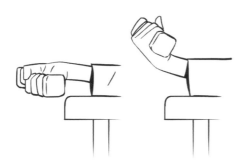

내상과염 근력 강화 운동
가벼운 아령이나 물통 등
을 든다. 팔은 의자 팔걸
이나 책상 등에 고정한
다. **(p. 189)**

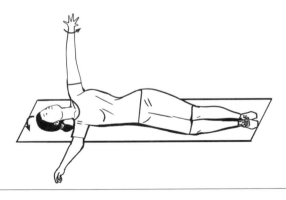

누워서 하는 삼각섬유연골 스트레칭
왼쪽 손목이 아프다면 누운 상태에서 왼손을 위로 뻗고 반시계 방향으로 최대한 돌린다. 고개를 반대쪽으로 꺾어 목 근육을 스트레칭시키고 왼쪽 어깨를 몸 뒤로 젖히면 더 효과적인 운동이 된다. (p. 207)

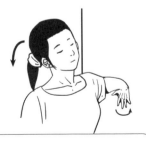

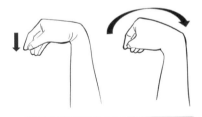

벽에 대고 하는
삼각섬유연골 스트레칭
벽에 손을 대고 왼손의 경우 반시계 방향으로 손목을 돌린다. 고개를 우측으로 꺾고 목 근육이 늘어나게 스트레칭한다. (p. 208)

손목터널증후군 스트레칭
왼쪽 사진처럼 손끝을 모은 상태에서 손목을 최대한으로 구부리고, 새끼손가락 방향(오른손이므로 시계 반대방향)으로 돌려준다. (p. 215)

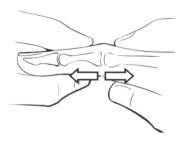

손가락 일자로 당기기
두 뼈를 잡고 양옆으로 당겨준다. **(p. 230)**

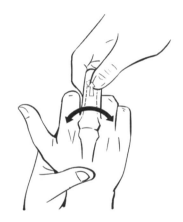

손가락 당기면서 흔들기
손가락을 당겨 관절 간격이 늘어난 상태에서 좌우로 천천히 흔들어준다.
(p. 231)

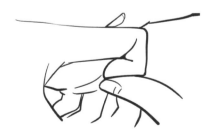

구부리기 재활 운동
우측 검지손가락을 구부리는 손가락 마디 위에 고정하고, 엄지손가락은 손가락 마디 아래쪽에 고정하여 눌러준다. **(p. 232)**

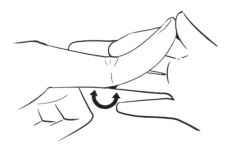

펴기 재활 운동

왼쪽 두 번째 손가락의 두 번째 마디가 다 안 펴지는 상황이다. 우측 두 번째 손가락으로 왼쪽 손가락 관절 등 쪽을 눌러주고 엄지손가락을 이용해서 손끝을 펴준다.
(p. 234)

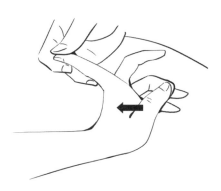

방아쇠 수지 스트레칭

손바닥 통증이 있는 화살표 부위가 늘어나게끔 스트레칭해준다. **(p. 236)**

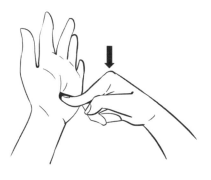

방아쇠 수지
근력 강화 운동

방아쇠 수지가 있는 손가락의 화살표 부위 관절을 구부린 후 다른 손바닥에 댑니다. 2초 정도 지그시 손바닥을 향해 눌러줍니다. **(p. 237)**

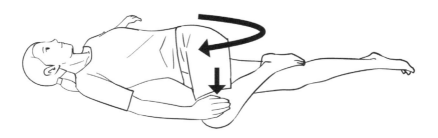

누워서 하는 엉덩이 관절 스트레칭

하늘을 보고 누워 왼쪽 팔을 펴고 바닥에 댄다. 왼쪽 다리를 우측으로 넘긴다. 우측 손으로 무릎을 눌러준다. **(p. 259)**

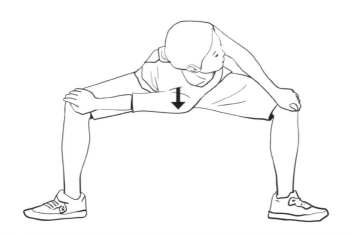

사타구니 스트레칭

다리를 벌리고 서서 허리를 숙인다. 어깨를 아래로 눌러주면서 팔로 무릎을 밀면 사타구니 스트레칭이 된다. **(p. 260)**

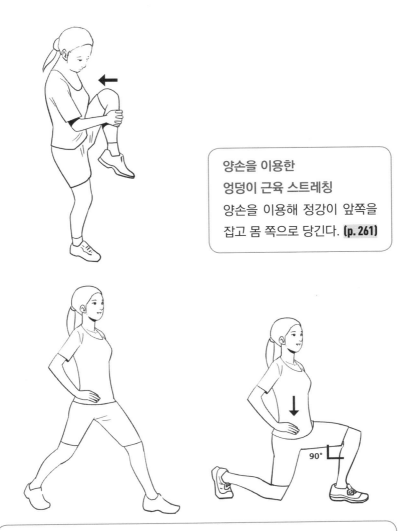

양손을 이용한
엉덩이 근육 스트레칭
양손을 이용해 정강이 앞쪽을
잡고 몸 쪽으로 당긴다. **(p. 261)**

90°

다리 벌리고 앉았다 일어나기 근력 운동(런지)
허리에 손을 올리고 다리를 벌리고 선다. 무릎을 90도로 구부리며 앉는
다. 몸통이 앞으로 쏠리지 않고 직선으로 내려오게 신경 쓴다. **(p. 262)**

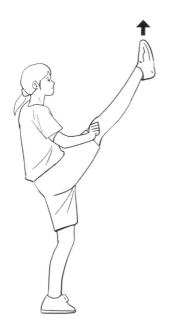

위로 발차기

똑바로 앞을 향해 다리를 뻗어 몸통으로 붙이는 느낌으로 하늘을 향해 찬다. 지탱하는 발 뒤꿈치를 들어주면 더 높이 찰 수 있다. 넘어지지 않도록 주의한다. **(p. 263)**

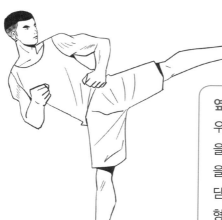

옆으로 발차기

우측 발을 바닥에 잘 딛고 몸을 뒤로 기울이면서 왼쪽 무릎을 구부렸다가 뻗는다. 도움닫기를 하면서 해도 된다. 균형을 잘 잡아 넘어지지 않도록 한다. **(p. 265)**

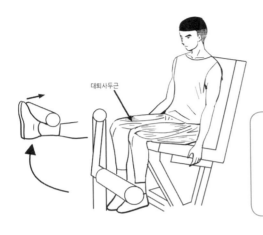

대퇴사두근

> **무릎 펴기 근력 강화 운동**
> 무릎을 펼 때 발끝을 몸 쪽으로 향하게 당기면서 허벅지에 힘을 준다. **(p. 278)**

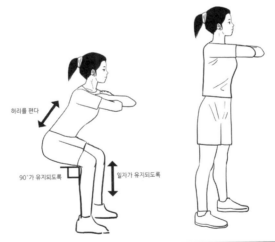

허리를 편다

90°가 유지되도록

일자가 유지되도록

투명의자에 앉았다 일어나기 운동
허리를 편 채 뒤에 의자가 있다 생각하고 앉는다. 무릎과 정강이가 앞뒤로 흔들리지 않으며 일자가 되도록 유지하고 무릎은 90도 각도까지 구부린다. 허벅지 힘으로 일어선다. **(p. 279)**

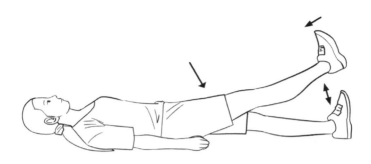

다리 들기 운동

바닥에 누운 상태에서 발끝은 몸 쪽으로 당기며 허벅지에 힘을 준다. 이후에 다리를 45도 정도 들어 3초간 버틴 후 천천히 내린다. **(p. 296)**

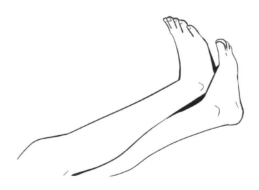

다리 받쳐 들기

수술 안 한 발을 수술한 다리 밑으로 넣고 수술 안 한 다리의 힘을 이용하여 다리 들기 운동을 한다. 점차 수술 안 한 다리의 힘을 빼면서 운동을 하다 보면 수술한 다리만으로도 다리 들기가 가능해진다. **(p. 297)**

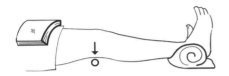

무릎 펴기 운동

눕거나 앉은 상태에서 발목 뒤에 수건을 받친다. 무릎 아래에 사과가 있고 이를 눌러서 깬다는 생각으로 무릎을 쫙 편다. **(p. 298)**

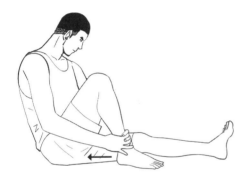

무릎 구부리기 운동

바닥이나 침대에 앉아서 두 손으로 발목을 잡고 몸 쪽으로 당긴다. **(p. 299)**

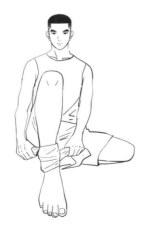

수건으로 당기기

양손으로 발목을 잡기 어렵다면 발목에 수건을 한 바퀴 감아서 두 손으로 당긴다. **(p. 300)**

(안쪽으로 돌리기)　　　　　　　(바깥쪽으로 돌리기)

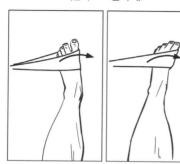
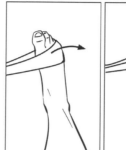
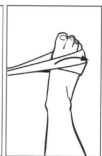

고무밴드 운동

고무밴드를 문고리 등에 고정해놓고 위와 같이 운동한다. '안쪽으로 돌리기'는 발바닥이 안쪽으로 향하게 돌려주고, '바깥으로 돌리기'는 발바닥이 바깥으로 향하게 돌려준다. **(p. 318)**

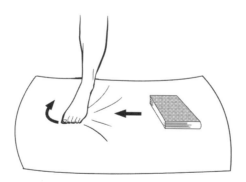

수건 위의 책 옮기기 운동

의자에 앉아 바닥에 수건을 깔고 발목을 안으로 돌리는 동작으로 수건과 책을 움직인다. 발바닥이 안쪽으로 향하게 발 전체를 안으로 돌려준다. **(p. 319)**

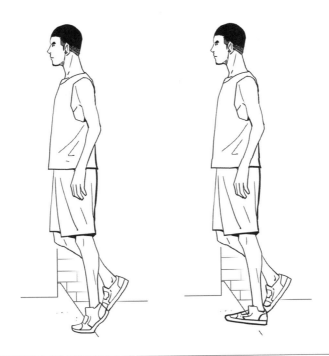

계단에서 까치발 들기 운동

계단에 발끝으로 서서 발뒤꿈치를 내렸다가 다시 까치발로 서는 운동을
한다. 옆에 벽이나 난간을 잡아 넘어지지 않도록 주의한다. 내려오는 동작
이 끊기지 않고 부드럽게 이어지도록 한다. [p. 321]

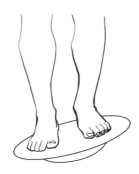

두 발로 서기
밸런스 보드에 두 발로 올라서서 좌우로 체중을 옮기며 균형을 잡도록 한
다. **(p. 322)**

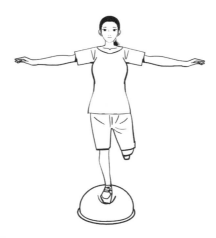

한 발로 서기
밸런스 쿠션 위에 한 발로 올라서서 균형 잡는 연습을 한다. **(p. 323)**

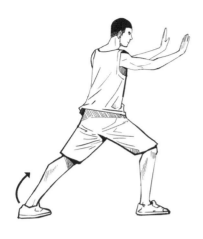

벽을 이용한 아킬레스건 스트레칭

아픈 쪽 발을 뒤로 뺀 채 벽에 두 손을 대고 선다. 앞에 있는 무릎을 구부리면서 몸통을 벽 쪽으로 가까이 댄다. 이때 뒤쪽 발뒤꿈치가 바닥에서 떨어지지 않고 뒤쪽 무릎도 펴진 상태를 유지하는 게 중요하다. (p. 332)

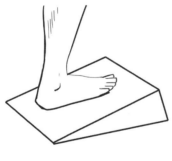

스트레칭 보드

경사가 있는 보드에 올라서는 것만으로도 아킬레스건 스트레칭이 된다. 각도를 조절할 수 있는 제품도 있다. 몸을 앞으로 쏠리게 하면 스트레칭 효과를 더 볼 수 있다. (p. 333)

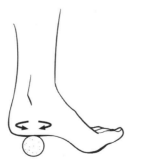

공 마사지

의자에 앉아 골프공 등을 발바닥에 대고 굴리면서 발바닥을 마사지해준다. (p. 334)

건강하고 즐거운 삶을 위한

정형외과 운동법

초판 1쇄 발행·2018년 7월 27일
개정판 1쇄 발행·2018년 10월 17일
개정판 2쇄 발행·2019년 5월 30일

지은이·은상수
펴낸이·김요안
편집·강희진
디자인·현애정

펴낸곳·북레시피
주소·서울시 마포구 신수로 59-1, 2층
전화·02-716-1228
팩스·02-6442-9684
이메일·bookrecipe2015@naver.com | esop98@hanmail.net
홈페이지·www.bookrecipe.co.kr | https://bookrecipe.modoo.at/
등록·2015년 4월 24일(제2015-000141호)
창립·2015년 9월 9일

ISBN 979-11-88140-33-6 03510

종이·화인페이퍼 | **인쇄**·삼신문화사 | **후가공**·금성LSM | **제본**·대흥제책

이 도서의 국립중앙도서관 출판예정도서목록(CIP)은 서지정보유통지원시스템
홈페이지(http://seoji.nl.go.kr)와 국가자료공동목록시스템(http://www.nl.go.kr/kolisnet)에서
이용하실 수 있습니다. (CIP제어번호: CIP2018022010)